Dr Michel HECQUET
DE L'UNIVERSITÉ DE PARIS

DES

# Accidents hépatiques

DANS

# la Fièvre typhoïde

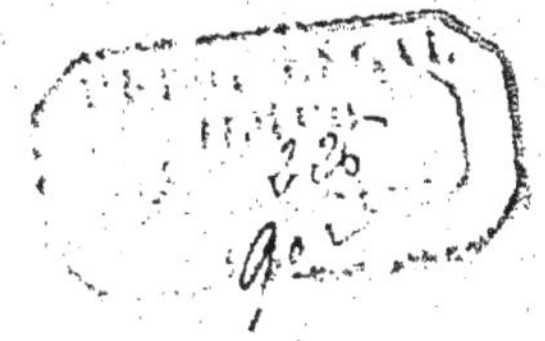



PARIS
Jules ROUSSET
16, Rue Serpente

1902

Dr Michel HECQUET
DE L'UNIVERSITÉ DE PARIS

# DES Accidents hépatiques DANS la Fièvre typhoïde



PARIS
Jules ROUSSET
36, Rue Serpente
1902

A LA MÉMOIRE DE MON FRÈRE



A MES PARENTS

A MES AMIS

A M. LE DOCTEUR MOIZARD

Médecin de l'hôpital des Enfants-Malades,
Chevalier de la Légion d'Honneur.

A MON PRÉSIDENT DE THÈSE

MONSIEUR LE PROFESSEUR HUTINEL

Membre de l'Académie de Médecine,
Médecin de l'hospice des Enfants-Assistés,
Chevalier de la Légion d'honneur.

# INTRODUCTION

Ces dernières années, la pathologie infectieuse du foie a été l'objet d'études nombreuses et pleines d'intérêt. Les auteurs se sont particulièrement occupés de l'infection des voies biliaires dans la fièvre typhoïde ; et, grâce aux progrès de l'anatomie pathologique et de la bactériologie, les problèmes les plus arides ont trouvé une solution.

Nous n'avons pas la prétention d'apporter sur cette question complexe des données nouvelles : notre but est plus modeste, et nous nous estimerons très heureux et parfaitement satisfait, si nous parvenons à réunir en un tout les connaissances acquises sur les accidents hépato-biliaires dus au bacille d'Eberth pur ou associé à d'autres microbes.

Pour réaliser notre désir, après avoir fait l'historique, nous verrons par quelles voies les microbes atteignent le foie, et les manifestations cliniques qu'ils déterminent. La symptomatologie occupera un chapitre ; puis nous essaierons, en nous appuyant sur les symptômes, de diagnostiquer ces divers accidents et de les isoler par l'examen ; enfin, nous nous rendrons compte de leur degré de gravité, et nous leur appliquerons un traitement. Quelques observations, dont trois personnelles, viendront à l'appui de notre thèse.

Mais avant de commencer ce travail qui marque la fin de nos études médicales, il est un devoir que nous avons à cœur de remplir, c'est d'adresser à nos maîtres l'expression de nos remercîements pour les leçons brillantes et les bons conseils qu'ils n'ont cessé de nous donner durant le cours de notre séjour dans les hôpitaux.

Nous gardons le meilleur souvenir des quelques mois que nous avons passés dans le service de M. le docteur Ovion, chirurgien de l'hôpital de Boulogne-sur-Mer ; nous avons appris à ses côtés les premiers éléments de la chirurgie ; qu'il soit assuré de notre profonde gratitude.

A Paris, pendant près de deux ans, nous avons été l'élève de M. le professeur agrégé Campenon ; ses leçons pratiques nous ont été d'un grand profit ; nous sommes heureux de pouvoir lui exprimer notre vive reconnaissance et de le remercier de la bonté particulière qu'il nous a témoignée.

Que MM. les docteurs Barié et Faisans, qui nous ont initié à la pratique de la clinique médicale, reçoivent ici l'assurance de nos sincères remerciements.

Nous avons voulu étudier tout spécialement les maladies des voies génito-urinaires, et nous ne pouions mieux faire à cet effet que de suivre les savantes eçonscliniques de M. le professeur Guyon.

Nous n'oublierons jamais M. le professeur Pinard ;

il nous a enseigné l'art des accouchements avec son talent universellement reconnu.

Une grande part de notre reconnaissance va à M. le docteur Comby qui nous a initié à toutes les formes de la thérapeutique infantile.

M. le docteur Moizard, avec son habituelle bienveillance, dans son service des « *douteux* », nous a familiarisé avec les difficultés du diagnostic chez les enfants ; nous nous souviendrons de son précieux enseignement au lit des malades et, c'est de sa grande pratique que nous nous inspirerons toujours dans les diverses circonstances de notre vie médicale.

Nous sommes très touché de la confiance qu'il nous a témoignée, en nous proposant ce sujet de thèse et en nous aidant de ses conseils. Nous le prions de croire à notre entier dévouement.

Que M. le professeur Hutinel veuille bien agréer l'hommage de notre gratitude pour le grand honneur qu'il nous fait en acceptant la présidence de cette thèse.

# CHAPITRE PREMIER

## Historique.

Depuis longtemps déjà on sait que le foie est altéré dans la plupart des maladies infectieuses.

Les modifications du parenchyme hépatique furent observées par Husson (1835), Louis (1841), Sauter (1861).

Louis, le premier, publia une observation fort nette de fièvre typhoïde, compliquée de parotidite suppurée et d'abcès du foie. Andral, Grisolle, Tardieu signalèrent à plusieurs reprises le ramollissement du foie, sa coloration jaunâtre et, dans quelques cas même, la formation d'abcès au milieu de la glande hépatique.

Dès 1864, Chedevergne, dans sa thèse de Paris, rapporta des observations de cholécystites, avec ou sans perforation de la vésicule, véritables surprises d'autopsie ; il nota également la dégénérescence graisseuse du foie consécutive à la dothiénentérie.

Hagenmüller, en 1876, réunit presque tous les cas de cholécystites typhiques signalées ; la plupart avaient été méconnues pendant la vie.

Le foie infectieux n'occupa pas seulement les auteurs français ; des recherches importantes furent faites en Allemagne à diverses époques. Wagner, en 1860, donna une bonne description du foie typhoïdique. Il signala, le premier, concurremment avec la dégénération des cellules hépatiques, la présence entre les travées cellulaires, de petits corpuscules mous, grisâtres, sortes d'abcès miliaires dont la confluence est souvent remarquable. Hoffmann étudia, d'une façon très détaillée, les modifications des cellules du foie dont il observa presque toutes les phases. Liebermeister et Klebs le suivirent dans cette étude sans apporter sur ce point des données nouvelles.

A cette première période succéda la période d'expérimentation. Charcot étudia, après Monneret, la fièvre bilio-septique, la fièvre hépatalgique et, devançant les connaissances modernes, sembla rattacher ces manifestations pathologiques à l'existence d'un « poison morbide » ayant pénétré dans les voies biliaires.

Siredey, en 1886, s'appuyant sur des recherches histologiques, consacra un article à l'étude des altérations du foie dans les maladies infectieuses.

Il découle des descriptions de tous les auteurs précités, que les lésions du foie dans la fièvre typhoïde ne se différencient guère de celles déterminées par la plupart des maladies infectieuses. En ce qui concerne la clinique, les données sont encore moins précises.

Bientôt, de divers côtés, on s'efforça de combler cette lacune ; c'est ainsi que Legry, dans un travail intéressant, fit connaître quelques particularités histologiques insoupçonnées, en même temps qu'il demanda à la bactériologie la solution de problèmes pathologiques qu'on n'avait pas encore abordés ; il isola dans la bile de typhiques le bacille d'Eberth.

Gilbert et Girode trouvèrent aussi le bacille d'Eberth dans les voies biliaires, et établirent nettement la doctrine des angiocholites et des cholécystites, basée sur des théories microbiennes. Dans une communication à la Société de biologie, ces auteurs montrèrent que les voies biliaires, aseptiques à l'état normal, peuvent être envahies par le coli-bacille et le bacille d'Eberth. « Il est probable, disent-ils, que les maladies profondes, graves ou mortelles, qui entraînent une diminution qualitative de la bile ainsi qu'un affaiblissement dans la contractilité des voies biliaires, favorisent l'ascension des bactéries intestinales. »

D'autre part, dans sa remarquable thèse sur les infections biliaires, Dupré donna d'utiles indications sur le mode de production de certaines lésions hépatiques au cours de la dothiénentérie. Il reconnut le *bacterium coli commune* dans la bile de malades atteints de fièvre typhoïde.

Gilbert et Dominici apportèrent la confirmation expérimentale des infections biliaires typhoïdiques, en réalisant avec le bacille d'Eberth l'angiocholite et la cholécystite suppurées.

Dans un travail de 1890, Romberg essaya de rassembler tous les cas d'abcès du foie dus à la fièvre typhoïde ; il en trouva 19 cas, dont 10 reconnaissaient, d'une façon certaine, cette origine.

En 1895, Lannois communiqua au Congrès de Bordeaux un cas d'abcès multiples du foie et de pyléphlébite d'origine typhique ; il fut le premier qui pratiqua l'examen bactériologique du pus de ces abcès d'une manière complète ; il constata la présence de plusieurs espèces microbiennes dont il isola le bacille d'Eberth.

Douart, en 1896, publia une observation très intéressante d'hépatite suppurée d'origine typhique. Cette hépatite, terminée par la guérison, est discutable.

En 1898, James Swain relata un très beau cas d'abcès du foie unique, à bacille d'Eberth, opéré avec succès.

Dans sa thèse inaugurale de 1900, Cassuto réunit et discuta 27 cas d'abcès d'origine typhique.

Enfin, Roger a démontré que le foie est constamment lésé dans la fièvre typhoïde ; dans certains cas ses altérations sont si marquées et si profondes que le tableau clinique de cette maladie se trouve grandement modifié. Aussi, admet-il une forme hépatique de la fièvre typhoïde qui s'observe assez fréquemment dans les pays chauds, comme l'a montré Crespin, mais qui peut se développer avec des allures un peu différentes dans les régions tempérées.

En présence des nombreux cas de lithiase accompagnant la dothiénentérie, ou lui succédant dans un avenir plus ou moins lointain, beaucoup d'auteurs se sont demandé s'il devait y avoir un rapport de cause à effet. Galippe, Gilbert, Hanot, Dominici firent des recherches dans ce sens, et publièrent des travaux. Hanot décela la présence du bacille d'Eberth dans un calcul. Louis Fournier, dans sa thèse inaugurale, reprit la question, et confirma les découvertes des auteurs précédents.

## CHAPITRE II

### Considérations générales
### Pathogénie des accidents hépatiques.

Dans les maladies infectieuses, les microbes, pour arriver jusqu'au foie, trouvent diverses voies ; ils se propagent, tantôt par contiguïté, et c'est ainsi qu'ils l'envahissent à la suite d'une périhépatite ou d'une pleurésie ; tantôt par la voie lymphatique périphérique, et alors l'infection peut pénétrer l'écorce du foie, occasionnant des lésions secondaires limitées.

Si la voie lymphatique et péritonéale n'a pas, dans la genèse des infections hépatiques, le rôle pathogénique prépondérant qu'elle a dans d'autres viscères, il n'en est pas de même de la voie artérielle, de la voie veineuse et de la voie biliaire.

Souvent les agents pathogènes ou leurs toxines suivent plusieurs chemins à la fois pour livrer assaut à la glande hépatique ; cependant le hasard seul ne règle pas ce voyage et, d'après la nature de la maladie, ses localisations anatomiques, on peut prévoir, au moins théoriquement, quelle sera la voie employée.

Dans la grande majorité des cas, les bacilles arrivent au parenchyme hépatique par la voie sanguine. En cas d'endocardite ulcéreuse, par exemple, l'artère hépatique transporte dans la trame du foie les embolies septiques. Dans la scarlatine, les lésions de dégénérescence graisseuse, occupant les cellules marginales des lobules, tandis que les cellules centrales sont intactes, s'expliquent facilement. Cette disposition des lésions est calquée sur la distribution de l'artère hépatique dont les branches enserrent le lobule. Charrié par le sang artériel le poison scarlatin va répandre son action autour de ces vaisseaux et provoquer des lésions qui seront d'autant plus intenses que l'irrigation sera mieux assurée ; à l'examen microscopique, le pourtour du lobule est le plus profondément atteint.

N'est-ce point autour, au niveau des artérioles et des capillaires sanguins que se produisent les abcès miliaires ou les collections purulentes métastatiques de la pyohémie ?

La seconde voie sanguine, c'est-à-dire la veine porte, n'est pas moins importante. Une lésion infectieuse du tube digestif pourra être le point de départ d'embolies microbiennes se dirigeant vers le foie. L'importance de ce processus est considérable : dans presque toutes les infections on observe des manifestations intestinales, notamment de la diarrhée ; il en résulte une augmentation du pouvoir pathogène des microbes contenus normalement dans le tube digestif, souvent une altération des parois gastro-intestinales et, consécutivement, une pénétration des germes morbides ou de leurs produits de sécrétion ; mais c'est surtout dans les infections à localisations intestinales que le foie est facilement atteint : dans la dysenterie les amibes émigrent par la veine porte, et, accompagnées de tout un cortège de bactéries, élisent domicile dans le foie, en provoquant la suppuration.

Si la dysenterie est souvent accompagnée ou suivie d'accidents hépatiques, pourquoi, par analogie, n'en serait-il pas de même de la fièvre typhoïde? Nous savons que les lésions spécifiques de cette maladie résident dans l'ulcération des plaques de Peyer et des follicules clos. Le bacille d'Eberth, le coli-bacille et toute la flore microbienne intestinale, sous l'influence de cet état pathologique, acquièrent une grande virulence ; entraînés par la veine porte dans le courant circulatoire, ils s'arrêtent dans le foie et peuvent y déterminer des accidents que nous apprendrons à connaître.

En outre des vaisseaux sanguins, le foie est doté de canaux biliaires, par lesquels les microbes peuvent remonter de l'intestin; dans la dothiénentérie, les agents pathogènes, à la faveur des circonstances, ne manqueront pas d'effectuer cette ascension.

Des données précédentes il découle que la fièvre typhoïde peut toucher le foie par divers modes.

La voie artérielle sanguine ne sera pas exclue ; mais nous la tiendrons pour suspecte, car le bacille d'Eberth ne circule guère dans le sang artériel de la grande circulation; toutefois, ce sang n'est pas exempt de toxines, qui contribuent puissamment à endommager le foie.

La voie porte, reliant directement l'intestin au foie, entraîne les microbes qui pullulent dans le tube digestif au niveau des ulcérations des plaques de Peyer ; ceux-ci infectent le parenchyme hépatique, déterminant de la congestion ou de l'inflammation suppurative ; les origines biliaires sont quelquefois atteintes, et, de proche en proche, le processus gagne les rameaux et les troncs suivis par la bile. Les angiocholites produites par ce mécanisme ont été dénommées par Gilbert et Girode « *angiocholites descendantes.* »

D'autres fois, la voie biliaire est directement infectée : le bacille d'Eberth remonte le cholédoque, suit le canal cystique, atteint la vésicule biliaire, ou bien il prend le canal hépatique et gagne le foie par la « *voie ascendante* ».

Ces conceptions, pour avoir une réelle valeur en pathologie, demandaient une confirmation expérimentale ; la bactériologie s'est chargée de nous apporter des preuves indiscutables.

Gilbert, Girode, Dupré, en donnant à la théorie la confirmation de l'expérience, ont élargi le cadre des infections hépatiques. Ces auteurs sont arrivés à découvrir dans le pus de cholécystite typhoïde le bacille d'Eberth-Gaffky. De plus, Dupré a démontré que, dans le cours de la dothiénentérie, peut se produire une infection biliaire également monobactérienne, ne relevant pas de l'agent pathogène spécifique de la fièvre typhoïde, mais qui s'en rapproche : cette infection secondaire est due au *bactérium coli commune*, bacille d'origine intestinale et voisin, dans ses caractères et ses propriétés, du bacille d'Eberth. Malvoz a fait des constatations identiques pour le streptocoque.

L'examen bactériologique du pus des abcès uniques dus à la typhoïde a révélé l'existence de l'Eberth à Remlinger. Swain a isolé, par cultures sur milieux divers, quelques rares colonies de staphylocoques dorés et de très nombreuses colonies de bacille typhique. La réaction de Widal, dans ce dernier cas, a même été assez notable : l'agglutination d'une goutte de culture en bouillon était évidente, avec 20 gouttes de sérum de typhique ; le bacille était donc très virulent.

L'existence microbienne étant établie dans les manifestations hépatiques de la fièvre typhoïde, nous pouvons nous demander maintenant quelles sont les conditions qui favorisent l'envahissement des voies biliaires. On en reconnaît plusieurs.

Dastre nous a appris que l'hyperthermie et l'inanition diminuent la quantité de glycogène, et que, d'une façon corrélative, la quantité de bile sécrétée s'abaisse. Ce ralentissement de la sécrétion fait tomber la tension du liquide contenu dans les voies biliaires, favorisant ainsi l'envahissement hépatique par les germes infectieux. Comme, d'autre part, d'après Gilbert et Dominici, la bile est un excellent milieu de culture pour les bacilles, il est aisé de comprendre que ceux-ci profiteront de *l'hypocholie*, qui accompagne la dothiénentérie, pour gagner la vésicule biliaire et la glande hépatique.

Le foie, à l'état normal, est un excellent moyen de défense de l'organisme contre toutes les substances de déchet de la vie cellulaire, du travail de la digestion, des putréfactions intestinales. Lorsque les fonctions physiologiques s'accomplissent régulièrement, le foie, s'il n'est point touché par des lésions antérieures qui l'ont frappé dans sa constitution, remplit son rôle à merveille, et transforme ou détruit les poisons élaborés chaque jour ; mais, en cas de fièvre typhoïde, aux causes d'intoxication énoncées s'ajoutent celles qui proviennent des poisons microbiens, de la transformation imparfaite des substances toxiques, de leur élimination incomplète par les émonctoires devenus insuffisants. Si cet assaut pathologique est trop énergique, la victoire reste aux ennemis du foie affaibli par sa perte en glycogène et *l'hypocholie*. Les manifestations d'angiocholite, de cholécystite ou d'abcès ne tardent point à apparaitre.

Les recherches de Legry sur l'action bactéricide et antitoxique du foie nous apprennent que cet organe agit sur les bacilles d'Eberth, qui disparaissent dans son parenchyme ; d'après ses expériences, « il arrête la moitié environ des substances toxiques contenues dans les extraits alcooliques faits avec des matières fécales de typhiques ».

Si donc le foie protège l'organisme, c'est aux dépens de sa propre défense ; car il présente une résistance d'autant moindre que l'infection est plus forte.

A ces causes dépendant de la dothiénentérie, il faut ajouter celles qui relèvent de l'état du sujet sur lequel elle évolue. La lithiase biliaire, la cirrhose, le kyste hydatique, le séjour aux pays chauds, en créant un *locus minoris resistentiæ*, favorisent les complications hépatiques.

En outre, comme cause adjuvante de l'infection

hépatique, Dupré cite les tumeurs du pancréas et du duodénum qui, en provoquant un arrêt ou un ralentissement du cours de la bile, aident l'ascension microbienne.

Toutes ces causes, prises isolément ou combinées selon les cas, établissent d'une façon indiscutable la pathogénie des accidents hépatiques de la fièvre typhoïde ; les ayant toujours présentes à l'esprit, nous ne serons pas étonné de constater, chez certains malades, des complications du côté du foie, dans le cours, pendant la convalescence, ou même après la guérison de la dothiénentérie.

## CHAPITRE III

### Manifestations cliniques de l'infection hépatique due à la fièvre typhoïde.

Dans le cours d'une fièvre typhoïde, ou pendant la convalescence, supposons les voies biliaires infectées. La première question à se poser est celle-ci : cette infection va-t-elle se manisfester d'une façon quelconque, ou va-t-elle rest. r silencieuse?

Jusqu'à un certain point elle peut rester silencieuse. Dupré a rapporté deux observations où le bacille d'Eberth a été trouvé virulent dans la bile de la vésicule ; il n'y avait pas trace d'angiocholite. Chez le premier malade, mort de complications pulmonaires au 16e jour de sa typhoïde, le foie et les reins avaient un aspect macroscopique normal, mais le bacille d'Eberth fut constaté par les cultures et les inoculations de la bile. Là il y eut donc une infection biliaire typhique, pure, sans angiocholite.

La seconde observation concerne un jeune homme de 17 ans qui, au 18e jour de sa typhoïde, mourut de perforation intestinale. A l'autopsie, le foie débordait légèrement le rebord costal, présentait une coloration grisâtre et une consistance sensiblement normale; l'examen direct de la bile fit reconnaître, au milieu de nombreux débris amorphes et de flocons muqueux, quelques bacilles courts et mobiles. Leur culture indiqua que l'infection monomicrobienne était due au *bacterium coli commune*.

Ces observations de Dupré nous démontrent que l'infection biliaire peut se faire très vite, dès le début de la maladie, et, que pendant un certain temps, elle est capable de rester silencieuse; la virulence peut même s'atténuer au point de ne se manifester par aucun accident.

Quelquefois, l'inflammation n'ira pas jusqu'à la suppuration; les lésions des vaisseaux biliaires et de la vésicule resteront légères, superficielles; dans ce cas, nous aurons affaire à une angiocholite ou à une cholécystite catarrhales, avec desquamation épithéliale, s'accompagnant le plus souvent de dilatation des conduits biliaires.

Mais l'infection n'est pas toujours aussi légère, et l'inflammation suppurative est loin d'être rare dans la dothiénentérie. La cholécystite purulente a été souvent notée. Hœlscher la rencontre cinq fois sur 2000 autopsies de typhiques et arrive à la même proportion que signale Dopfer, 0,2 pour 100. « Il n'est pas douteux, dit Dominici, que ces chiffres soient trop faibles : en effet, les lésions anatomo-pathologiques des voies biliaires passent souvent inaperçues dans les nécropsies de typhiques; il faut qu'un phénomène clinique quelconque attire l'attention sur les canaux biliaires pour que ces voies soient examinées à l'ouverture du corps; or la participation des conduits excréteurs du foie à l'infection générale reste ordinairement silencieuse au milieu des autres phénomènes qui priment l'ensemble symptomatique de la dothiénentérie. »

Si les pathologistes s'habituaient à examiner indistinctement l'état de l'appareil biliaire chez les typhiques, les cas de lésions suppuratives de cet appareil, compliquant la maladie générale, ne passeraient pas inaperçus et deviendraient de plus en plus nombreux. Comme preuve de cette assertion, il suffit de citer les résultats obtenus par Louis, qui fut un observateur systématique et rigoureux des modifications de la bile et de son appareil excréteur. Chez cinquante sujets, morts de l'affection typhoïde, il constata trois fois la cholécystite suppurée, ce qui donne la proportion de 6 p. 100, autrement élevée que celle des auteurs allemands. En 1876, Hagenmüller réunit dans sa thèse inaugurale presque toutes les observations de cholécystites typhoïdes publiées jusqu'alors ; sur 18 faits rapportés par lui, 8 sont nettement des cas de cholécystites suppurées ; à ceux-là on pourrait ajouter les cas signalés par Andral, Gubler, Legendre, Laffon, Schlier, surtout ceux de Gilbert et Girode, celui de Chiari.

L'étude de ces faits montre que cette complication peut survenir à une époque très rapprochée du début de la maladie (cas de Louis où la cholécystite a été constatée au huitième jour, à l'autopsie ; celui de Legendre, au deuxième septénaire) ; mais le plus souvent (11 fois sur 18 selon Hagenmüller), c'est à la période de réparation des plaques de Peyer qu'elle apparait, et même en pleine convalescence.

Les accidents suppuratifs se montrent quelquefois beaucoup plus tardivement. L'observation de Gilbert et Girode (1) est extrêmement instructive : « Il s'agit d'une malade de 45 ans qui avait été atteinte d'une fièvre typhoïde moyennement sévère, au cours de laquelle des manifestations importantes avaient attiré l'attention du côté de la vésicule biliaire, en particulier, de vives douleurs et le développement d'une tuméfaction qui, par ses caractères, imposait l'idée d'une affection de la vésicule. Cette tuméfaction avait paru diminuer en même temps que s'amendaient les symptômes typhiques. Mais, après une assez longue accalmie, les douleurs redevenaient très intenses et, cinq mois après la terminaison de la fièvre typhoïde, la malade était admise dans le service de M. Terrier, où l'on portait le diagnostic de cholécystite calculeuse. »

L'opération fut pratiquée, et le liquide purulent, prélevé au moment de l'ouverture de la vésicule, ayant été soumis à une étude bactériologique complète, les auteurs constatèrent la présence du bacille typhique en culture pure.

La conclusion à tirer de toutes ces observations, c'est que l'infection biliaire dans la dothiénentérie peut se produire dans un quelconque de ses septénaires et évoluer sous une forme aiguë ; mais elle peut aussi survivre à la dothiénentérie et apparaître en pleine activité, cinq mois (Gilbert et Girode), huit mois (Dupré), six ans (Dauriac) après l'évolution typhique.

(1) Société de biologie. 1893.

Les troubles infectieux du foie dans la dothiénentérie se traduiront quelquefois par de l'ictère. Ce syndrome peut se montrer avant même la manifestation classique de l'infection éberthienne qui se produit après (observation de Mossé), pendant l'évolution de la maladie, ou pendant une rechute. Dans le cas de Griesinger, et dans le cas de Murchison qui s'est terminé par la guérison, l'ictère était survenu pendant une rechute véritable. Ce symptôme, dans la fièvre typhoïde, est assez rare, beaucoup plus rare que l'infection biliaire qui ne produit pas nécessairement de l'ictère. L'observation V de Dupré, dans laquelle le bacille d'Eberth fut trouvé dans la bile, ne mentionne pas l'ictère ; dans l'observation VII où l'infection biliaire existait depuis six mois, l'ictère n'apparut qu'au moment de l'explosion des accidents d'obstruction calculeuse septique.

Dans certains cas, l'ictère revêt une forme un peu spéciale, se montrant tout à fait au début de la typhoïde ; il est en tête des symptômes pathologiques, occupant le premier rang dans le cadre de l'affection. Cette forme un peu spéciale d'ictère fut étudiée par Landouzy et Mathieu qui créèrent le mot de typhus hépatique, se demandant si certains ictères n'étaient pas des manifestations abortives de la fièvre typhoïde.

Quand l'ictère se produit, c'est quelquefois sous forme épidémique. On observe des séries de fièvre typhoïde avec cette manifestation ; Haas de Prague a réuni dix observations d'ictère compliquant la fièvre typhoïde pendant l'épidémie de 1887. Pfuhl, durant l'épidémie d'Altona (1885), a publié neuf observations identiques. Ces épidémies à forme ictérique tendent à démontrer que l'apparition de ce symptôme au cours de la typhoïde relève non pas d'une prédisposition du terrain de l'organisme infecté, mais plutôt d'une modalité de l'infection, un agent infectieux spécial accompagnant probablement le bacille d'Eberth.

L'évolution de cet ictère sera très variable. « Il en est de l'ictère, a dit Trousseau, comme de l'épanchement pleural, on ne peut jamais dire quelle en sera la terminaison. »

« Entre les ictères bénins et les ictères graves, il n'y a qu'une question de degré (*Chauffard*). » C'est que, parfois, l'infection du foie est si profonde que la cellule hépatique perd d'une façon plus ou moins rapide et définitive sa structure protoplasmique normale, ainsi que ses aptitudes fonctionnelles ; le filtre rénal devient insuffisant ; on se trouve alors en présence d'un cas d'ictère infectieux grave dont la terminaison est fatale. (Cas de Sabourin.)

Nous n'oublierons pas de rappeler, avec Dauriac, la sclérose de la vésicule consécutive à une cholécystite. Thiriar, au Congrès de chirurgie (1888), a rapporté l'observation d'une femme de 30 ans, qui n'avait dans ses antécédents pathologiques qu'une fièvre typhoïde ; elle eut des crises répétées douloureuses dans l'hypochondre droit à plusieurs reprises, crises suivies d'un ictère persistant quatre ou cinq jours. On fit le diagnostic de colique hépatique, et on opéra ; la vésicule était très adhérente au foie et surtout au duodénum : on l'enleva et l'examen la montra petite, renfermant peu de bile ; les parois étaient épaisses et sclérosées.

A côté des accidents des voies biliaires, il existe d'autres complications hépatiques qui méritent de nous arrêter quelques instants. La circulation sanguine, amenant au foie les poisons toxiques d'origine intestinale, provoquera facilement une congestion active de cet organe par irritation directe de la cellule hépatique. Cette manifestation, bénigne en elle-même, si elle n'est point recherchée méthodiquement au lit du malade, passera inaperçue. Les observations personnelles que nous apportons démontrent que la cellule hépatique, pendant le cours de la dothiénentérie et même pendant la convalescence, subit des poussées successives coïncidant vraisemblablement avec des décharges toxiques intestinales. Le clinicien ne saurait trop se préoccuper de cette hyperémie hépatique, car il est difficile de dire où s'arrête la congestion, où commence l'angiocholite. Sous ses yeux peuvent éclater les accidents plus graves d'angiocholites, de cholécystites ou d'abcès, succédant à une congestion qui paraissait tout à fait bénigne.

Reste à étudier une grande classe d'accidents hépatiques formée par les abcès du foie dus à l'infection éberthienne. Ces abcès appartiennent à la catégorie des faits rares. Romberg, d'après Cassuto, sur une statistique de 667 dothiénentériques soignés à Leipzig, ne relève qu'un seul cas d'abcès. Cet auteur cite également une statistique de Schultz où, sur 3.686 cas, il n'y a eu qu'une mort par abcès. Mais, par contre, Dopfer, sur 627 autopsies, aurait noté dix fois la présence d'abcès du foie. La rareté de cette complication s'explique par l'action antitoxique et microbicide de la glande hépatique. Aussi sommes-nous exposés à la rencontrer de préférence chez des malades qui ont séjourné aux pays chauds. Leur foie, atteint par une affection antérieure, supportera moins bien la lutte contre l'infection. Sur 27 faits connus, dit Cassuto, 15 se sont produits dans les pays chauds ou chez des individus y ayant vécu quelque temps.

Ces abcès, quelquefois uniques, mais le plus souvent multiples, se montrent vers le quatrième ou cinquième septénaire. Par quel mécanisme se produisent-ils? Les agents infectieux pourront être introduits par l'une des trois voies : artérielle, biliaire et portale. L'artère hépatique servira de canal vecteur aux embolies toxiques parties d'un foyer de suppuration secondaire ; ces embolies septiques s'arrêteront dans le foie et y détermineront un ou plusieurs abcès métastatiques.

D'un autre côté, nous comprenons aisément que la suppuration des canalicules biliaires, par suite de lésions de périangiocholite, se communique au parenchyme hépatique. Cette modalité pathogénique est rare.

La voie portale est autrement importante. L'infection intestinale est capable de produire une pyléphlébite suppurée ou adhésive : celle-ci se propage par continuité le long des parois de la veine porte jusque dans le foie où le processus aboutit à la formation d'abcès multiples.

Dans d'autres cas, on ne constate pas de lésions ulcéro-gangréneuses de l'intestin ; au contraire, les ulcérations typhoïdiques des plaques de Peyer sont trouvées complètement cicatrisées, et il s'est produit cependant des collections purulentes hépatiques uniques. Il nous semble devoir admettre, pour expliquer cette pathogénie, que ces abcès uniques ont été consécutifs à des embolies septiques parties directement des plaques de Peyer et n'ayant laissé aucune trace de leur passage sur la veine porte.

En résumé, nous voyons que le bacille d'Eberth, arrivant au foie par les voies indiquées, peut : 1° y rester silencieux et perdre sa virulence ; 2° silencieux d'abord, y conserver sa virulence ; 3° déterminer des angiocholites et des cholécystites catarrhales ; 4° des angiocholites et des cholécystites suppurées ; 5° produire de l'ictère infectieux bénin et quelquefois grave ; 6° donner lieu à de la sclérose vésiculaire d'où naîtront des phénomènes douloureux ; 7° provoquer de la congestion simple du foie ; 8° donner naissance à des abcès uniques ou multiples.

Nous ne pouvons terminer ce chapitre des manifestations cliniques de l'infection hépatique sans signaler la lithiase d'origine éberthienne qui ne paraît douteuse ni au point de vue clinique, ni au point de vue bactériologique.

Bernheim, qui, l'un des premiers, avait entrevu les relations de la fièvre typhoïde et de la lithiase, invoquait pour la production de cette dernière la propagation aux voies biliaires du catarrhe gastro-intestinal typhique. Les travaux de Gilbert, Girode, Dupré, Chiari ont substitué à l'hypothèse de Bernheim la notion exacte de l'infection biliaire et permis d'admettre l'existence de la cholécystite typhique lithogène.

Dufourt, Gilbert, Fournier, Hanot, Milian ont cité des faits de lithiase post-typhique ; Hanot a rapporté un cas très démonstratif, car l'autopsie permit de constater des lésions de cholécystite typhique et la présence de calculs de formation récente au centre desquels se trouvait le bacille d'Eberth ; dans le cas de Milian, ce bacille existait et dans les calculs et dans la paroi vésiculaire.

Ces exemples de calculs éberthiens permettent de regarder comme prouvée la lithiase d'origine typhique. Mais sous quelles influences se produira cette lithiase post-typhique ?

« Il est probable, disent Gilbert et Fournier, que les conditions que doit réunir, pour déterminer la lithiase, le microbe envahisseur sont variables et diffèrent suivant la résistance de l'individu, l'état spécial des voies biliaires, la facilité ou la difficulté de l'écoulement de la bile. Ce que l'on peut affirmer, étant donné le développement insidieux de la cholélithiase, c'est que l'infection biliaire est en général très légère et ne détermine qu'une angiocholécystite catarrhale et desquamative. »

---

## CHAPITRE IV

### Anatomie pathologique.

« Les lésions phlegmasiques de l'appareil biliaire revêtent des aspects fort variables suivant leur siège et suivant l'ancienneté et l'intensité du processsus inflammatoire ; elles peuvent être limitées aux gros conduits extra-hépatiques, à la vésicule seule ; dans d'autres cas, ce sont surtout les canalicules intra-hépatiques qui sont atteints ; enfin elles affectent parfois l'arbre biliaire tout entier. Depuis la simple tuméfaction de la muqueuse jusqu'aux lésions suppuratives ulcéreuses ou gangréneuses les plus profondes et les plus grosses on peut observer toutes les altérations intermédiaires. » Toutefois, une division s'impose au point de vue anatomo-pathologique, comme au point de vue clinique, entre les deux formes que revêtent les angiocholécystites, la forme légère, desquamative ou *catarrhale* et la forme *suppurée*.

**Angiocholite catarrhale.** — Le foie est généralement augmenté de volume ; son aspect extérieur est celui du foie que Hanot a décrit sous le nom de foie infectieux ; la palpation de l'organe fait constater qu'il est dur en certains points, friable en d'autres. Macroscopiquement la coupe du foie est soit verte, soit brunâtre ; elle offre des saillies granitées alternant avec des cavités, dont la plupart se continuent avec les canaux biliaires, dilatés et imbibés de bile.

A un premier degré de ces lésions, la muqueuse biliaire montre un état de tuméfaction ou de rougeur plus ou moins intense ; parfois cette muqueuse est très épaissie, œdématiée et présente un véritable piqueté hémorrhagique.

Au début, ces lésions sont légères et superficielles ; mais, si le processus continue, on voit la périangiocholite apparaître, il y a prolifération conjonctive, formation de cellules rondes et les lobules hépatiques sont frappés de cirrhose.

**Angiocholite suppurée.** — Quand la suppuration s'est produite dans le foie tout entier, on trouve cet organe mou, volumineux et présentant à sa surface des taches blanc jaunâtre correspondant à de petits foyers purulents et entourés de zones hyperhémiées ; d'autres fois, la surface du foie n'indique aucune altération appréciable. La section de cet organe fait sourdre une grande quantité de pus, mêlé ou non à la bile ; le pus vient d'abcès du volume d'un grain de mil (abcès miliaires) ; tantôt ceux-ci restent isolés ; tantôt, au contraire, ils s'unissent et atteignent un volume variable (noisette, noix, mandarine) ; enfin, leur surface est quelquefois irrégulière, anfractueuse et donne attache à des filaments qui cloisonnent la cavité de l'abcès (abcès aréolaires de Chauffard).

Les canalicules intra-hépatiques sont le siège d'une

distension plus ou moins considérable : leur muqueuse est œdématiée, ramollie, quelquefois ulcérée ; l'ulcération peut être plus ou moins vaste et devenir le siège de nombreux amas microbiens.

**Cholécystites.** — L'évolution anatomo-pathologique de la cholécystite est absolument la même que celle de l'angiocholite ; au début, inflammation catarrhale aboutissant ou non à la suppuration.

La vésicule se présente sous des aspects variables, tantôt extrêmement dilatée, tantôt atrophiée et ratatinée ; l'intérieur de la vésicule est parfois divisé en loges secondaires par un cloisonnement inflammatoire. On peut rencontrer, au milieu du pus, des calculs antérieurs à la typhoïde, ou de nouvelle formation ; le pus est plus ou moins épais. Les parois sont souvent épaissies. La muqueuse est en certains points totalement détruite par des collections purulentes ; l'ulcération est capable de gagner en profondeur et de déterminer la perforation.

L'examen microscopique fait constater une destruction du revêtement épithélial de la muqueuse et des éléments glandulaires, une infiltration du derme par d'abondantes cellules rondes ; les vaisseaux sont dilatés, le bacille d'Eberth et des micro-organismes y sont en très grande quantité.

Autour de la vésicule l'inflammation produit de la péricholécystite : alors il y a des adhérences plus ou moins considérables avec les organes voisins, surtout avec l'intestin. — La cholécystite peut être chronique et produire de la sclérose vésiculaire et de la péricholécystite.

**Congestion hépatique.** — Quand l'infection typhique a produit de la congestion simple de l'organe hépatique, celui-ci est volumineux, lourd, d'un rouge sombre ; son parenchyme présente partout une consistance homogène et un peu friable. A la coupe, on trouve un tissu uniformément rouge foncé, parfois semé d'ecchymoses surtout sous-capsulaires. La vésicule peut être distendue par une bile épaissie et haute en couleur.

Au microscope, les vaisseaux radiés des lobules sont dilatés et gorgés de globules rouges et de leucocytes ; les cellules hépatiques sont tuméfiées, troubles. L'angiocholite des petits vaisseaux biliaires peut apparaître dans les formes plus graves.

**Abcès du foie.** — *Abcès uniques.* — Leur aspect présente les plus grandes analogies avec celui des grands abcès d'origine dysentérique.

Le volume est assez notable, présentant les dimensions d'une orange, d'une balle de cricket ou d'une tête de fœtus. Les parois de ces abcès ont été trouvées recouvertes d'un pus épais, au-dessous duquel se voyaient des villosités, puis une couche lardacée.

Le pus, dans tous les cas, a présenté les caractères du pus louable, de couleur brunâtre ou jaune verdâtre.

Dans aucun cas signalé d'abcès unique, il n'y a eu de lésions de péritonite appendiculaire ou de lésions de pyléphlébite.

*Abcès multiples.* — Ils se présentent avec tous les caractères anatomo-pathologiques des abcès métastatiques développés au cours de n'importe quelle autre maladie infectieuse : grand nombre, aspect aréolaire, etc.

Les abcès multiples consécutifs à une ulcération des voies biliaires sont excessivement rares. Le seul cas publié est celui de Klebs.

Les dimensions des petits abcès multiples varient de la grosseur d'une lentille à celle d'une noisette. Ces petits abcès peuvent se réunir et, par leur coalescence, former une ou plusieurs collections purulentes assez volumineuses, affecter la forme aréolaire. Leur contenu est un pus fétide, à caractère plus ou moins gangréneux.

Dans tous les cas on a constaté que les branches portes intra-hépatiques, souvent remplies de pus, semblaient s'ouvrir dans ces petits abcès aréolaires; la pyléphlébite a été suppurée dans trois cas, et adhésive dans cinq autres (Cassuto).

Presque toujours on a trouvé la présence de pus dans la région iléo-cæcale, dans d'autres cas, des lésions ulcéro-gangréneuses de l'intestin, cæcum et appendice.

Il nous reste à voir comment une angiocholécystite typhique peut produire la lithiase biliaire.

Fournier nous l'explique dans sa thèse inaugurale.

« Une angiocholécystite amène une desquamation abondante de l'épithélium de la vésicule : les cellules en dégénérescence fournissent de la cholestérine amorphe et de la chaux ; à celle-ci s'unit la bilirubine, d'où production d'un bilirubinate de chaux insoluble en présence des substances albuminoïdes fournies également par la destruction épithéliale. Les débris épithéliaux, mêlés à du mucus, et les précipités de bilirubinate de chaux composent le noyau, d'abord mou, autour duquel se dépose une mince coque de fragments biliaires combinés à de la chaux, ou qui sert de centre de cristallisation à la cholestérine. »

A côté de cette théorie, Galippe et Létienne font intervenir une autre théorie qui considère que la lithiase peut être le résultat de phénomènes bio-chimiques causés par la présence de microbes virulents, ou non virulents, dans la tumeur biliaire ; Hanot a confirmé ces vues en décelant le bacille d'Eberth au centre d'un calcul.

---

## CHAPITRE V

### Symptomatologie.

Il est difficile de faire une description symptomatique exacte des accidents hépatiques d'origine typhique, car l'infection, en frappant le foie, est variable dans ses manifestations, dans son intensité et dans l'époque de son apparition.

Quoi qu'il en soit, nous allons essayer de décrire séparément les signes que peuvent fournir les diverses formes cliniques de l'infection hépatique.

**Angiocholites.** — Les angiocholites ne se révèlent, dans un grand nombre de cas, par aucun signe appréciable. C'est ce qui arrive ordinairement lorsque l'angiocholite est catarrhale. Quelquefois on trouve une légère douleur dans l'hypochondre droit, avec une augmentation plus ou moins nette du foie, accompagnée d'un peu de subictère. Si ce dernier symptôme ne frappe pas la vue du clinicien, l'angiocholite passe inaperçue et tout rentre dans l'ordre.

Mais lorsque l'inflammation est devenue suppurative, elle tombe plus facilement sous les sens et offre une symptomatologie suffisante pour être diagnostiquée.

Le symptôme capital de l'angiocholite habituelle, la fièvre, qui revêt des allures cliniques si spéciales, qu'on l'a individualisée sous le nom de fièvre intermittente hépatique, n'est pas signalée sous cette forme dans l'infection des canaux biliaires compliquant la dothiénentérie. L'élément fébrile bilio-septique est complètement étouffé par le cycle thermique de la typhoïde ; il ne serait guère appréciable que dans le cours de la convalescence. Les observations que nous avons lues attentivement n'en font pas mention ; elles nous apprennent que le début est, en général, brusque; tantôt, ce sont des douleurs qui ouvrent la scène, tantôt, c'est l'ictère.

Ces douleurs, subites dans leur apparition, siègent dans l'hypochondre droit ; très violentes, elles s'irradient à l'épigastre et dans l'épaule droite. Elles semblent procéder par accès et disparaître après un temps variable. Avec elles, ou peu après leur début, se montre l'ictère. Quelquefois l'on note des vomissements. Cette première crise, qui peut durer plusieurs jours, se calme ordinairement; mais, après un temps variable (quinze jours dans les cas de Dupré et Fauraytier), les mêmes signes se reproduisent, les urines deviennent rouge acajou et les selles se décolorent.

Ces manifestations peuvent se calmer encore, sauf l'ictère urinaire et cutané qui persiste ainsi que la décoloration des selles ; mais, peu à peu, l'état général devient mauvais, le malade s'amaigrit, la fièvre hectique apparaît et la mort survient, déterminée par les progrès de celle-ci.

De cette description nous retiendrons ceci :

La douleur est un phénomène constant ;

L'ictère, qui peut faire défaut, est fréquent.

L'évolution par crises, l'apparition de la fièvre hectique, doivent mettre le clinicien sur la voie du diagnostic.

Nous saurons que l'angiocholite suppurée apparaît aussi bien dans le cours de la fièvre typhoïde que pendant une rechute ; on l'a même rencontrée dans le premier septénaire.

A côté de ce cas-type, il ne faut pas oublier les angiocholites suppurées qui ne se manifestent que par un peu de douleur et d'augmentation de volume du foie ; elles évoluent vers la résolution ou provoquent la mort. Que de fois n'ont-elles pas été des surprises d'autopsie ?

**Cholécystites.**— L'infection localisée à la vésicule donne lieu à de la cholécystite ; le plus souvent celle-ci est accompagnée d'angiocholite. Comme cette dernière, elle passe quelquefois inaperçue et c'est à l'autopsie qu'on la découvre (11 fois sur 18 cas, Hagenmüller). Elle peut être catarrhale et ne point donner lieu à la suppuration si l'inflammation s'arrête à ce stade.

Nous avons parlé, dans un chapitre précédent, de l'époque de l'apparition de cette complication, nous n'y reviendrons pas ici.

En parcourant les observations, nous constatons que, comme dans l'angiocholite, il y a des crises avec rémissions et accalmie plus ou moins prolongées. La douleur est encore le symptôme de début ; elle apparaît brusquement dans l'hypochondre droit et s'irradie vers l'épigastre et l'épaule droite ; elle est exagérée par la pression. L'ictère se montre d'une façon presque constante, révélant l'obstruction des voies biliaires ; quelques petits frissons l'accompagnent, puis tout rentre dans l'ordre, sauf l'ictère (Dauriac). Mais, après un calme de quelques jours, les symptômes s'accentuent et deviennent constants, les phénomènes péritonéaux s'accusent par des douleurs très vives dans l'hypochondre droit.

Sous le rebord costal droit, la palpation permet de reconnaître une tumeur arrondie, régulière, piriforme, plus ou moins fluctuante, parfois dure et résistante, s'élevant et s'abaissant avec les mouvements respiratoires; souvent ces mouvements d'abaissement et d'élévation n'existent pas lorsqu'il y a de la péricholécystite ; quoique de volume variable la vésicule est généralement grosse comme le poing, son pôle culminant étant situé au-dessous de l'extrémité externe du dernier cartilage costal.

Lorsque la tumeur biliaire offre ces caractères, il n'est point difficile de la diagnostiquer, mais il faut bien savoir que souvent la vésicule est diminuée de volume ; Terrier a insisté sur ce fait.

Quelquefois il y a de la péricholécystite se manifestant à la palpation par un empâtement : il existe toujours, dans ce cas, un point où la sensibilité est plus vive et où la fluctuation peut se montrer, le reste de l'abdomen étant tendu et ballonné.

Peter a signalé une élévation locale de la température.

La rate est presque toujours hypertrophiée.

La température de la fièvre typhoïde tombe brusquement en même temps que les phénomènes de dépression augmentent ; cette chute de la température ne persiste pas, bientôt, en effet, elle s'élève. (Dauriac.)

Des troubles digestifs accompagnent la fièvre et l'ictère, mais ils sont extrêmement variables suivant l'intensité de l'infection biliaire. L'état des forces varie également suivant la même cause.

D'une façon générale, l'examen des urines permet de suivre, en même temps que les altérations organiques du foie, les troubles de la santé générale, qui les accompagnent. A côté des pigments biliaires normaux, l'urine peut contenir de l'urobiline, de la leucine, de la tyrosine, de l'indican ; elle est quelquefois albumineuse. La présence de l'urobiline, de la leucine, de la tyrosine, l'existence de la glycosurie alimentaire démontrent d'une façon précise l'altération de la cellule hépatique.

L'évolution clinique des angiocholécystites est très variable et des plus difficiles à préciser. La marche et la durée des angiocholécystites catarrhales sont souvent impossibles à définir à cause de l'absence ou de l'insuffisance des signes cliniques ; il est vraisemblable que quelques-unes ont une évolution rapide.

Quant aux angiocholécystites suppurées, elles sont fort dissemblables ; à côté de cas lents, à développement insidieux, et dont la durée atteint quatre ou cinq mois, on rencontre des cas suraigus se terminant par la mort en quelques jours. Selon les auteurs, les microbes pyogènes, staphylocoques, streptocoques détermineraient des angiocholécystites à évolution lente; au colibacille seraient dues les angiocholécystites à évolution aiguë ou suraiguë.

La mort est la terminaison habituelle des angiocholécystites suppurées; elle est souvent directement causée par une des complications que nous allons étudier.

*Complications.* — L'inflammation, envahissant peu à peu les parois vésiculaires, arrive à produire de la péricholécystite et des adhérences péritonéales; les douleurs deviennent plus intenses et les vomissements peuvent révéler l'atteinte portée au péritoine; on a affaire à une péritonite partielle.

Mais, quelquefois, l'ulcération des parois peut provoquer une perforation complète par où le pus s'écoule dans l'abdomen, déterminant une péritonite généralisée. Il est inutile de faire ici le tableau clinique de cette terminaison que tout le monde connait.

Dans certains cas, l'ulcération se communique à la veine porte, donnant lieu à une pyléphlébite (cas de Murchison); l'inoculation septique du sang se fait à plein canal, provoque des infarctus qui obstruent les capillaires du foie et forment des abcès d'où l'infection gagne la circulation générale. En pareille circonstance, la septicémie détermine comme lésion fondamentale, des lésions d'endocardite végétante ulcéreuse droite (cas de Rondot), ou gauche (cas de Netter, Martha, Jaccoud).

**Ictère.** — L'ictère, fréquent dans les complications d'angiocholécystites d'origine typhique, est un des symptômes les plus bénins de ces affections ; cependant, quelquefois, il prend les allures de l'ictère grave ; cette terminaison s'explique par un mauvais état du foie, antérieur à la dothiénentérie. Dœrller et Sabourin en ont rapporté chacun un cas. Alors, à l'ictère s'ajoutent une sensation de malaise et de céphalalgie, de l'agitation ; bientôt apparaissent des phénomènes nerveux plus intenses : prostration, délire, accidents convulsifs et des hémorrhagies ; la température s'abaisse, le malade tombe dans le coma et meurt en quelques jours.

L'examen physique du foie montre une diminution de l'organe, parfois très nettement appréciable à la percussion ; toute la région de l'hypochondre droit est douloureuse à la pression.

L'autopsie révèle les lésions de l'atrophie jaune aiguë du foie.

**Sclérose de la vésicule.** — La cholécystite peut déterminer la sclérose de la vésicule biliaire, accompagnée de phénomènes douloureux simulant une colique hépatique. Dans le cas de Thiriar, rien ne pouvait expliquer la rétraction de la vésicule, si ce n'est une fièvre typhoïde antérieure. Nous signalons ce cas sans insister.

**Congestion hépatique.** — La congestion hépatique d'origine toxique, que nous avons notée, apparait dans les premiers jours de la dothiénentérie ; elle peut durer pendant toute la maladie, et se prolonger jusque dans la convalescence. Ordinairement elle ne se manifeste par aucun symptôme appréciable ; la palpation seule du foie le fait reconnaître augmenté de volume, débordant les fausses côtes de plusieurs travers de doigts ; il est plus ou moins douloureux ; il n'y a pas d'ictère.

Du jour au lendemain, cette congestion irritative varie, l'organe subissant des alternatives d'augmentation et de diminution qui peuvent durer longtemps et se prolonger même pendant la convalescence. (Obs. V.)

Les selles, chez les enfants que nous avons suivis, étaient fétides, ce qui prouve bien une intoxication intestinale intense.

**Abcès du foie.** — Dans la plupart des cas rapportés, le diagnostic n'a pu être fait qu'à l'amphithéâtre, ce qui montre bien que beaucoup d'abcès du foie sont méconnus.

Cependant, d'après les observations, il est permis d'essayer de trouver quels symptômes sont capables de mettre le pathologiste sur la voie du diagnostic.

En cas d'abcès métastatiques, le plus souvent vers le quatrième ou cinquième septénaire, apparaissent brusquement les symptômes de pyohémie : le foie devient gros, douloureux dans sa profondeur, et superficiellement suivant qu'il y a ou non de la périhépatite. En même temps apparait l'ictère ; l'état général est de plus en plus adynamique, le malade meurt dans l'état typhique des septicémies graves.

Le diagnostic a rarement été fait. Comme symptomes à peu près constants, nous ne relevons que la fièvre hectique et l'ictère.

Les autres abcès d'origine éberthienne ne comportent pas toujours un pronostic aussi sombre. Dans la majorité des cas, c'est, vers le quatrième ou cinquième septénaire d'une dothiénentérie, que la suppuration se manifeste. Peu ou pas de prodromes ; deux fois seulement on a noté une angine précédant le frisson initial (Cassuto) ; dans d'autres cas, on a signalé des troubles gastro-intestinaux.

Le plus souvent l'invasion débute brusquement par un frisson ; la température monte rapidement à 40°, redescendant à la normale ou au-dessous ; le malade est anxieux il a les yeux hagards ; la douleur de ventre atroce et fait penser à une péritonite par perforation.

L'ictère, symptôme important, apparait vers le début, augmente progressivement ; il est plus fréquent dans les cas d'abcès multiples que dans ceux d'abcès uniques.

Après quatre ou cinq jours, les symptômes s'amendent, et commence la période d'état. A cette période, on note les troubles intestinaux, diarrhée, météorisme, inappétence, quelquefois vomissements ; la douleur se localise à l'hypochondre droit : elle est profonde, constante, quelquefois très violente, d'autres fois sourde, s'irradiant au-dessous de l'épine de l'omoplate.

Les symptômes généraux sont graves : prostration extrême, fièvre à caractère rémittent, irrégulier ou même intermittent, présentant son maximum le soir ;

de temps en temps, précédée d'un frisson, rarement suivie d'un stade de chaleur ; le pouls est à 120.

Les signes physiques sont à peu près nuls ; c'est à peine si l'on constate une légère voussure dans la région hépatique ; à l'examen, on trouve le foie douloureux à la percussion et augmenté de volume.

Dans d'autres cas, ces signes locaux mettent sur la voie du diagnostic : ce sont les cas où l'abcès s'est développé aux dépens de la face inférieure du foie ; et, alors, la voussure dans l'hypochondre droit, la constatation d'une tumeur élastique, rénitente, la percussion très douloureuse au niveau du foie permettent de faire le diagnostic.

La terminaison des abcès du foie est la mort dans tous les cas d'abcès multiples ; le malade succombe dans le marasme hectique une à cinq semaines après le début des accidents ; dans un cas cependant, où il a paru y avoir des abcès multiples, la guérison s'est montrée.

La terminaison des gros abcès du foie, uniques ou multiples, peut être la même que celle des petits abcès multiples : c'est-à-dire, l'épuisement progressif, la cachexie et le marasme ; mais le pus a plus de tendance à se frayer une route au dehors, en s'ouvrant dans un organe du voisinage.

L'ouverture dans le péritoine a été notée trois fois ; si l'éruption a été brusque et violente, une péritonite généralisée, avec tous ses signes, s'ensuit d'une façon presque fatale ; d'autres fois, le pus s'épanche dans une logette circonscrite par des adhérences dues à une périhépatite antérieure ; la péritonite se localise.

La plus fréquente et la plus heureuse est l'ouverture dans les voies biliaires, l'estomac ou l'intestin ; c'est le mode d'ouverture le plus souvent suivi de guérison.

L'ouverture de l'abcès dans la plèvre ne se fait pas toujours avec grand fracas. « Rarement les troubles fonctionnels sont aussi accusés que dans la pleurésie franche. » (Kelsch et Kiéner.) Quelquefois la pleurésie seule manifestera sa présence et l'hépatite suppurée passera inaperçue.

L'ouverture spontanée à la peau n'a pas été notée une seule fois.

**Lithiase post-typhique.** — Il n'entre pas dans le cadre de cet ouvrage de faire une longue description symptomatique de la lithiase post-typhique ; qu'il nous suffise de dire que les cas constatés sont trop nombreux pour qu'on puisse les contester. Dufourt en a réuni 14 observations personnelles ; les malades, d'âges divers, n'avaient jamais présenté antérieurement aucun symptôme d'affection du foie ou des voies biliaires ; chez 12 d'entre eux, les coliques hépatiques se montrèrent moins de six mois après la guérison de la dothiénentérie, chez les autres les symptômes n'apparurent qu'au bout de quatre à six ans ; mais ces malades avaient souffert depuis leur fièvre typhoïde de douleurs hépatiques sourdes. Gilbert et Fournier l'ont rencontrée deux mois et demi après la guérison de la typhoïde ; Hanot l'a constatée pendant la convalescence.

CHAPITRE VI

## Diagnostic

D'après tout ce que nous venons de dire sur l'évolution des complications hépatiques de la dothiénentérie, on voit combien le diagnostic est souvent épineux.

Les angiocholécystites légères catarrhales, de même que la congestion hépatique simple, passeront maintes fois inaperçues ; leur symptomatologie, déjà si minime, sera encore perdue au milieu des phénomènes cliniques de la maladie générale.

Si l'attention n'est pas attirée par la douleur dans l'hypochondre, par une sensation de tension, par une teinte subictérique du malade, le pathologiste ne s'apercevra pas de cette petite complication ; aussi les cliniciens doivent-ils, dans le cours d'une fièvre typhoïde, se rendre toujours compte de l'état de la glande hépatique : dans cette maladie générale le danger est au foie comme au cœur.

Lorsque l'angiocholite sera nettement suppurée, il

se produira du côté de la température une modification dans le cycle thermique qui devra faire penser immédiatement à une complication.

L'ictère apparaissant, la difficulté est bien moins grande et l'on est conduit tout de suite à examiner l'organe.

De même, la cholécystite peut rester insoupçonnée lorsqu'elle est noyée au milieu des symptômes graves de la maladie générale ; l'autopsie seule la révèlera ; les symptômes redoutables d'une péritonite aiguë, étant survenus brusquement, ne mettront pas sur la voie du diagnostic : la véritable cause sera méconnue, on pensera bien plus à une péritonite par perforation intestinale que par perforation de la vésicule. C'est ainsi qu'est indiquée la terminaison dans les observations rapportées par Hagenmüller, où des typhiques, ayant une vésicule remplie de pus, mouraient de péritonite par perforation.

Cet auteur insiste beaucoup sur les vomissements bilieux, et sur la douleur dans l'hypochondre droit, siégeant beaucoup plus haut que la douleur qui existe d'ordinaire à la pression au cours de la dothiénentérie. Laffon fait remarquer que, chez ses typhiques, la douleur partie de l'hypochondre droit se propageait au flanc, à l'ombilic, et à la région épigastrique.

Dans une autre série de cas l'attention est attirée de suite vers le foie ; tantôt ce sont les symptômes fonctionnels douloureux, l'ictère, la fièvre, l'adynamie ; tantôt, c'est une tuméfaction de l'hypochondre droit au niveau et au-dessous du foie, correspondant à la situation anatomique de la vésicule.

« Habituellement, on reconnait la vésicule à la place qu'occupe la tumeur, surtout quand on peut sentir le bord du foie et le prendre pour guide ; mais qu'on ne perde pas de vue que cette situation de la vésicule change dans les déplacements du foie, qu'elle est variable suivant que le développement de cet organe porte davantage sur le lobe gauche ou le lobe droit, enfin que l'on trouve la vésicule sur la ligne blanche dans certains cas et au voisinage de la ligne axillaire dans d'autres. » (Frérichs, 2e éd. fr.)

On s'appuiera encore, pour affirmer l'origine vésiculeuse de la tumeur, sur son volume, sa forme et sa mobilité. Mais nous savons aussi qu'elle peut ne pas exister et que souvent loin d'être dilatée, la vésicule est petite et rétractée. Alors il faudra palper attentivement le foie, chercher la douleur et surtout sa localisation au niveau de la vésicule ; ce diagnostic est souvent impossible, le malade ayant du délire ou se trouvant dans l'adynamie et la prostration.

Enfin, nous avons vu, qu'au cours de la dothiénentérie certains malades meurent tués par l'ictère grave ; cette terminaison sera prévue par les symptômes nets de ce syndrome : ictère, hémorrhagies, phénomènes nerveux. L'examen des urines et leur analyse seront d'un précieux secours en montrant l'insuffisance hépatique et rénale.

Le diagnostic des abcès du foie d'origine typhique présente des difficultés presque insurmontables ; il y a des problèmes à résoudre.

1o D'abord, y a-t-il abcès du foie ?

2o Y a-t-il abcès unique ou abcès multiples ?

Le début brusque avec frisson, élévation thermique, état général grave, douleur abdominale, fait penser à une péritonite par perforation; au bout de quelques jours les symptômes péritonéaux s'amendent, mais la fièvre continue à décrire ses grandes oscillations; l'attention du médecin se porte vers le foie, où il constate une augmentation de volume, une inégalité, l'existence d'une voussure : le diagnostic d'hépatite suppurée s'impose; les cas aussi nets sont rares.

D'autres fois, la fièvre prend le caractère bilio-septique, la douleur hépatique est diffuse, l'ictère apparait; la confusion avec l'angiocholite est possible. Dans l'angiocholite, le foie n'augmente pas aussi rapidement de volume que lorsqu'il est le siège d'abcès multiples; de plus, à aucun moment, on ne constate de voussure bien nette ni de tumeur.

La cholécystite peut se manifester par des symptômes à peu près identiques à ceux des abcès typhiques du foie ; il est des cas où le siège de la vésicule tranchera la question, mais quelquefois elle est déplacée ou inappréciable; on se rend compte alors de la difficulté du diagnostic différentiel.

Quand la douleur hépatique et la tuméfaction apparaissent, l'hésitation existe quelquefois entre une fièvre typhoïde à forme hépatique et une suppuration du foie. S'il s'agit d'une hépatite suppurée la fièvre ne tardera pas à se manifester; dans les cas de fièvre typhoïde à forme hépatique, au contraire, « il y a tendance très manifeste à l'hypothermie ». (Roger.)

La seconde question à résoudre est la suivante : il y a suppuration du foie, hépatite suppurée; mais cette hépatite est-elle circonscrite ou diffuse, les abcès sont-ils multiples ou uniques ?

Le problème est souvent difficile à trancher. Toutefois, d'après Cassuto, quand le foie sera augmenté de volume, quand il sera douloureux partout, quand l'ictère sera précoce et progressif, quand on ne percevra pas l'existence d'une tumeur localisée ni d'une voussure, on sera autorisé à penser à des abcès multiples. L'existence d'abcès secondaires sur le corps, d'escarre, ou de pyléphlébite aideront à faire ce diagnostic. La constatation d'une douleur bien localisée, la voussure d'une partie du foie, l'absence d'ascite et de météorisme abdominal, plaident en faveur d'un abcès unique. Dans le cas de doute, on sera autorisé à pratiquer la ponction exploratrice.

A côté de ces manifestations précoces, nous devons en signaler une beaucoup plus tardive : la lithiase biliaire. Pendant longtemps elle peut rester silencieuse, le malade n'accusant qu'une légère douleur sourde dans l'hypochondre, s'irradiant dans l'épaule et à l'épigastre ; puis, un jour, une teinte subictérique pourra apparaître, accompagnée de diarrhée, de vomissements ; enfin la colique hépatique franche se montrera avec tous ses symptômes. Nous n'en ferons pas le diagnostic différentiel dans cet ouvrage ; mais nous n'oublierons pas de signaler que dans le cas de Thiriar concernant une sclérose vésiculaire accompagnée de rétraction de la vésicule avec apparition d'ictère et douleurs, le diagnostic de colique hépatique fut porté ; l'opération leva les doutes ; ce cas est si rare, qu'il est permis de n'y pas penser.

## CHAPITRE VII

### Pronostic.

En matière d'infection hépato-biliaire, il est difficile de porter un pronostic exact : tout envahissement microbien du foie doit être considéré comme un accident grave.

Dans les cas bénins d'angiocholécystites catarrhales, on ne saurait oublier la persistance parfois si longue des agents pathogènes dans les voies intra et extra-hépatiques. La guérison n'est quelquefois qu'apparente ; des mois, des années après la fièvre typhoïde les microbes peuvent recouvrer leurs propriétés virulentes et provoquer les accidents mortels d'angiocholécystite suppurée ou de lithiase septique.

Si le clinicien se trouve en présence d'une angiocholécystite suppurée d'emblée, le pronostic devient immédiatement des plus sombres : l'inflammation suppurative se généralisant aux canaux et canalicules biliaires, c'est la mort par hecticité en quelques semaines ; certaines formes suraiguës enlèvent le malade en quelques jours.

La guérison, au contraire, pourra être obtenue si la

suppuration se localise aux gros troncs ; l'état du malade le permettant la cholédocotomie sera autorisée et pourra être couronnée de succès.

Si la vésicule est seule prise et offre, à l'examen, les signes d'une tumeur bien caractérisée, le diagnostic précoce étant fait, une opération chirurgicale est indiquée. A côté de quelques beaux succès, il ne faut pas oublier que, souvent, malgré les efforts de la meilleure chirurgie, le malade meurt, parce qu'il est épuisé, miné par la fièvre et la maladie générale.

Dans d'autres cas, le sujet est complètement guéri de sa fièvre typhoïde quand éclate la cholécystite suppurée ; on l'opère avec les meilleures chances de réussite.

La congestion simple est bénigne ordinairement ; après quelques jours tout rentre dans l'ordre ; mais il est possible qu'elle soit le prélude d'une hépatite suppurée dont le pronostic est si sévère.

Pour les abcès métastatiques, la question du traitement curatif ne se pose même pas. Le pronostic étant fatalement mortel, l'on ne peut que soulager par des palliatifs les souffrances du malade. Nous en dirons autant pour les abcès multiples par pyléphlébite.

Quant aux abcès uniques, le pronostic est bien moins sombre ; il peut y avoir espoir de guérison à la suite d'une intervention chirurgicale, mais encore faut-il que le diagnostic soit fait assez tôt, et faut-il surtout que le malade, déjà profondément anémié par sa dothiénentérie, puisse supporter l'opération, sa seule chance de salut.

Au point de vue bactériologique, le microbe pathogène fait aussi varier la gravité de ces affections. Le colibacille et le streptocoque diffèrent du bacille d'Eberth dans la marche des complications qu'ils déterminent. La forme suraiguë est le résultat de l'infection par les premiers, tandis que le second procède en plusieurs fois, et tue par cachexie.

A côté de la gravité intrinsèque des complications précédentes, il faut déduire un des premiers éléments du pronostic de l'état de la cellule hépatique. L'urobilinurie, la diminution progressive du taux de l'urée, la glycosurie alimentaire sont les premiers signes de l'insuffisance hépatique et ont une signification grave; les toxines microbiennes, les poisons alimentaires ne sont plus arrêtés et transformés dans le foie, ils passent directement dans le sang qui s'altère. On conçoit alors la possibilité de troubles complexes en résultant, tenant en particulier à l'irrigation des centres nerveux par un liquide sanguin dont les propriétés sont modifiées, et qui contient des poisons violents.

Le rein devra suppléer à l'insuffisance hépatique ; tant qu'il suffira à cette tâche difficile, les accidents graves seront évités ; mais, à la longue, il subit des altérations de son élément excréteur, l'insuffisance rénale se joint à l'insuffisance hépatique et la mort est inévitable, déterminée par une profonde intoxication.

On prévoit l'importance capitale de l'examen des urines chez tous les malades atteints de complications hépatiques. La recherche de l'urobiline, de l'urée et de sucre nous donneront les plus précieux renseignements.

## CHAPITRE VIII

### Traitement

La connaissance de la pathogénie des complications hépatiques nous amène à entrevoir la possibilité de nous opposer dans un certain nombre de cas à leur production.

L'antisepsie intestinale sera le but de la thérapeutique prophylactique. Le régime lacté absolu est, par excellence, le moyen de pratiquer l'asepsie de l'intestin. Les divers antiseptiques intestinaux, benzonaphtol et bétol, trouveront leur emploi chaque fois qu'on aura à craindre l'infection du foie.

L'angiocholite une fois réalisée, c'est encore au régime lacté qu'il faut recourir ; il diminue considérablement la production des poisons du tube digestif, et facilite la diurèse ; « le régime lacté met au repos la cellule hépatique et prévient son insuffisance. » (Gilbert.)

Quant à l'antisepsie des voies biliaires, elle peut être obtenue soit par des médicaments qui, s'éliminant par la bile, ont une action microbicide sur les micro-organismes qui y sont contenus, soit par des médicaments qui, en déterminant l'hypercholie, contrarient l'ascension bactérienne. Le benzonaphtol, l'acide salicylique, le salicylate de soude, le salol, la térébenthine, le calomel ont été employés dans ce but.

Dans les cas de cholécystite, ou d'angiocholite des gros troncs biliaires, l'opération chirurgicale sera indiquée, si l'état du malade le permet. Nous ne décrirons pas les différentes opérations bien étudiées par Longuet et Mignot.

Pour les abcès métastatiques, il n'y a point de traitement curatif. Cependant, pour éviter les accidents, on instituera un traitement prophylactique qui consistera dans les soins d'hygiène et de propreté des typhiques. L'antisepsie du tube digestif sera faite comme il vient d'être dit.

Quant aux grands abcès uniques du foie, ils sont justiciables de l'intervention chirurgicale. C'est l'opération de Little-Stromeyer décrite dans les traités ; elle a amené la guérison dans le cas de Swain. Si l'état général est grave, on ne pourra tenter l'opération, mais l'on sera autorisé à exécuter des ponctions ; elles soulageront le malade et lui permettront de prendre quelques forces. L'opération, ainsi retardée et exécutée dans de meilleures conditions, sera plus facilement supportée.

---

# OBSERVATIONS

## Observation I

(Chiari, *Prager medicinische Wochenschrift*, 1893.)

Garçon de 12 ans. Souffrant depuis un mois et ayant comme symptômes, de la fièvre, de l'abattement, de la torpeur, enfin de la constipation.

Reçu le 2 avril à l'hôpital, il a une température assez élevée, tuméfaction de la rate et des nausées.

L'état resta le même jusqu'au 12 du même mois ; à ce moment collapsus passager.

Le 14, mælena ; 16, signes très nets de pneumonie. Le 17 mars, le diagnostic de fièvre typhoïde fut fait avec pneumonie terminale.

Autopsie. — On constate les lésions classiques de la dothiénentérie.

Les bases des deux poumons sont atteintes de bronchopneumonie. La rate est petite, pâle, dure, les ganglions du mésentère non tuméfiés. Le fait le plus frappant fut de trouver la vésicule biliaire remplie de pus et présentant sur la paroi plusieurs plaques de nécrose de deux centimètres d'étendue. La face externe était recouverte d'un exsudat fibrineux, de même que la partie supérieure du péritoine. Pas de modification du côté des voies biliaires et du duodénum. La surface de la muqueuse stomacale présentait des érosions hémorrhagiques récentes.

La mort était donc due à la cholécystite suppurée compliquée de péritonite aiguë.

L'examen bactériologique du pus décela le bacille d'Eberth, en culture pure, dans la vésicule. L'examen histologique montra que le même microorganisme était présent dans les parois vésiculaires.

### Observation II

(Legendre, *Bulletin Société anatomique*, 1881.)

Femme de 30 ans, couturière, contracte la typhoïde en soignant sa fille atteinte de même maladie et en période de convalescence. Pendant huit jours, elle (la mère) est sans appétit, puis, un matin, le 20 février, elle éprouve de violentes douleurs abdominales et des nausées, vomissements verdâtres et très amers ; la fièvre s'allume et durera jusqu'à la mort. Quand la malade entre à Cochin le 28 février 1881, l'état est grave. Ventre ballonné, douloureux à la pression, surtout à droite et à la partie supérieure, soif ardente et selles liquides et fétides, vomissements fréquents. Diagnostic : Typhoïde avec accidents péritonitiques, avec propagation d'inflammation des plaques de Peyer.

Les symptômes s'accentuent les jours suivants, et le 4 mars la malade meurt dans la nuit.

Autopsie. — Cavité péritonéale renferme une grande quantité de pus, surtout dans la région de l'hypochondre droit. Le pus s'écoule d'une perforation lenticulaire, à bords irréguliers, située au fond de la vésicule biliaire. Celle-ci est pleine de pus et renferme trois calculs de la grosseur d'une noisette et d'aspect muriforme. Tous les éléments lymphoïdes du tube digestif sont tuméfiés, mais non ulcérés.

Les plaques de Peyer sont volumineuses.

La malade a succombé à des accidents péritonitiques causés par une cholécystite, dans le second septénaire de sa typhoïde. C'est un cas très rare ; car, généralement, cette complication a lieu après le troisième septénaire et souvent à l'époque avancée de la convalescence. Hagenmüller (Paris, 1870) ne cite qu'une seule observation où la cholécystite typhoïde ait été trouvée à l'autopsie d'un sujet mort avant le quinzième jour.

### Observation III (inédite).

### (Service du docteur Moizard).

*Fièvre typhoïde. — Congestion du foie et myosite du grand droit de l'abdomen dans le courant de la convalescence*

Le nommé L..., âgé de 14 ans et demi, employé chez un marchand de vins, entre à l'hôpital, salle Guersant, le 4 février 1902.

Il n'y a pas d'antécédents héréditaires ; ses parents sont en excellente santé, ainsi que deux sœurs.

Ce jeune garçon, nourri au sein maternel pendant les premiers mois, a été mal alimenté ; il eut la diarrhée à plusieurs reprises jusqu'à l'âge de 13 mois ; il a marché à 14 mois ; pas de rougeole, ni de scarlatine.

Il a séjourné en Bretagne jusqu'à l'âge de 12 ans : on n'a aucun renseignement sur les indispositions ou les maladies qu'il a pu présenter.

Venu à Paris à l'âge de 13 ans, il travaille depuis lors chez un marchand de vins.

A 13 ans et demi, il a eu une pleurésie droite pour laquelle il a été soigné à la salle Blache (Hôp. des Enf. Malades) ; il est resté trois semaines à l'hôpital, et sa pleurésie a guéri sans ponction.

Histoire. — Début, mercredi 29 janvier. L'enfant a présenté quelques symptômes d'indigestion, il a vomi et s'est plaint de mal de tête.

Jeudi 30 janvier. — Il a été purgé. Il s'est couché dans l'après-midi, se plaignant du ventre : il avait un peu de fièvre et mal à la tête ; pas d'appétit. Depuis ce jour, il a de la diarrhée.

Vendredi 31 janvier. — Il est venu à la consultation. On

ordonne des compresses humides, chaudes sur le ventre, et une potion calmante.

Entrée à l'hôpital. — L'enfant entre à l'hôpital le mardi 4 février. La veille de l'entrée, il se plaignait beaucoup du ventre et de la tête ; la diarrhée est fétide.

Examen, *5 février*. — Température : 39°. Apparence typhique.

L'examen du ventre montre qu'il est légèrement météorisé. Il y a de la douleur dans la fosse iliaque droite, avec un peu de défense musculaire. Il est impossible de déprimer la paroi profondément et de constater s'il existe, ou non, du gargouillement.

La palpation du ventre n'offre, du reste, rien d'anormal ; le foie est abaissé et en même temps augmenté de volume. Son bord inférieur dépasse de trois travers de doigt le rebord des fausses côtes. La consistance paraît accrue uniformément. La palpation en est légèrement douloureuse.

La rate n'est perceptible ni à la palpation, ni à la percussion.

Il n'y a pas de taches rosées lenticulaires.

L'auscultation du poumon ne décèle rien d'anormal.

Le 6 février, aspect typhique beaucoup plus prononcé que la veille ; douleur abdominale plus généralisée, moins nette dans la fosse iliaque droite.

Le malade a eu deux selles diarrhéiques très fétides.

Le pouls est lent (88 pulsations), dicrote.

Température : 39°.

Du 6 au 10 février : Etat typhique stationnaire.

Le pouls reste lent.

Urines : 500 gr. par 24 heures. Pas d'albumine.

Le 10 février. — Le foie est toujours gros. Son bord inférieur est plus difficilement perçu à cause du tympanisme abdominal.

Le séro-diagnostic est positif.

Du 10 au 15, la maladie suit une marche normale.

Le 14 février, pour la première fois, la température est à 37° ; l'état typhique a diminué progressivement.

A aucun moment, on n'a constaté la présence de taches rosées lenticulaires.

Le 15 février, la température est revenue à 37°9.

Le foie paraît avoir augmenté davantage de volume; il déborde les fausses côtes de quatre travers de doigt; cette augmentation de volume de l'organe semble en rapport avec cette élévation de la température.

Du 15 au 25 février. — La température oscille entre 37°3 et 37°6 : l'état général s'améliore rapidement.

Les 25 et 26. — La courbe thermique accuse des oscillations un peu plus élevées, 37°9, 37°7.

Le 27 février, 36°8, premier jour d'apyrexie : Pouls, 90.

Le malade demande à manger.

Urines :1250 grammes. Depuis le 16 février un litre par jour environ.

Le 28 février, la température atteint 37°9.

Le 1er mars, même température.

Le 2 mars, température, 38° ; urines, 2 litres.

Etat général bon malgré la température.

La cause de cette température est recherchée ; méthodiquement, on examine les divers appareils de l'organisme.

En palpant l'abdomen, on est frappé de la résistance qu'offre la région correspondant au grand droit du côté droit, surtout à sa partie supérieure (sensation d'empâtement).

L'enfant n'accuse pas de douleur à ce niveau.

Le 3 mars. L'empâtement persiste ; il a augmenté depuis la veille. Le contraste avec la région symétrique est frappant. En effet, du côté gauche, la région du grand droit est absolument souple ; pas d'empâtement ; elle est sonore à la percussion. Du côté droit, au contraire, la percussion légère montre au niveau du muscle atteint une zone de submatité, presque de la matité.

Indolence absolue.

Les 4 et 5 mars ; pas de modification appréciable.

En faisant le palper bi-manuel, on constate un léger déplacement en bas du rein droit, qui est dû à l'augmentation du foie.

Depuis le 2 mars, on prescrit le repos absolu pour éviter une rupture possible du grand droit. L'enfant reste dans le décubitus dorsal. On lui fait des applications permanentes de compresses d'eau bouillie sur l'abdomen.

A partir du 7 mars, apyrexie complète.

Le 8 mars. Le palper bi-manuel permet de saisir le grand droit dans toute sa hauteur ; en plaçant les doigts de la main droite parallèlement au bord interne du muscle et vers la ligne médiane, ceux de la main gauche sur la limite externe du droit, on sent une corde résistante qu'on limite très facilement.

Cette sensation de corde résistante est aussi perçue dans toute la hauteur du muscle.

Rein droit toujours déplacé en bas.

Si ce n'était la myosite du grand droit, le malade serait complètement convalescent. Tout est normal, pouls et température. Les fonctions digestives sont excellentes. Le taux des urines se maintient à deux litres depuis six jours.

On commence à alimenter le malade.

Jusqu'au 19 mars, pas de modification sensible; la consistance au niveau du grand droit est un peu plus grande.

La myosite évolue vers un processus fibro-scléreux.

Le foie paraît normal comme volume. Il ne déborde plus le rebord des fausses côtes que d'un travers de doigt, mais il reste abaissé.

Le déplacement du rein droit existe toujours.

Depuis, l'état général est meilleur de jour en jour.

L'enfant a repris des forces. Il n'a jamais souffert de sa myosite. Après un repos absolu dans le décubitus horizontal pendant trois semaines, on lui permet de s'asseoir dans son lit. Les mouvements de flexion et d'extension du tronc sont absolument indolores; on supprime les compresses.

Au bout de 8 jours, on permet à l'enfant de se lever et de marcher dans la salle.

L'enfant sort guéri le 8 avril 1902, ne présentant qu'un peu de dureté au niveau du grand droit.

Rein droit toujours abaissé. Le foie abaissé déborde toujours les fausses côtes d'un travers de doigt.

Traces de desquamation de fin de maladie.

## Observation IV (Inédite.)

(Service du docteur Moizard.)

*Fièvre typhoïde. — Congestion hépatique dans le cours de la maladie.*

B... Maurice, âgé de 13 ans, entre à l'hôpital des Enfants-Malades le 11 février 1902, salle Guersant, lit nº 6. Il est impossible d'avoir de renseignements circonstanciés sur l'enfant, qui est amené par une parente éloignée, laquelle n'a pas été en contact avec l'enfant depuis longtemps.

Antécédents héréditaires : les père et mère sont morts tous deux, tuberculeux.

Antécédents personnels : l'enfant est le dernier de 15, dont 7 seulement sont vivants, tous chétifs.

Il serait malade depuis huit jours environ. Il se plaint de la tête et du ventre ; il a perdu l'appétit et tousse un peu : les nuits sont agitées ; l'enfant ne dort pas. Diarrhée jaune très abondante (8 selles).

Examen (le 12 février).

Signes de bronchite intense, bilatérale, sans signes spéciaux aux sommets des poumons.

Ventre assez souple, peu ballonné, peu douloureux. Pas de gargouillement dans la fosse iliaque. Foie et rate, un peu augmentés de volume.

Pas de taches lenticulaires ; langue blanche humide, un peu d'abattement, mais pas d'apparence typhique ; le diagnostic hésitant entre grippe, tuberculose aiguë et fièvre typhoïde, reste en suspens. La température atteint 39°7. On ordonne les bains froids.

Le 13 février, même état que la veille sauf :

Langue sèche, saburrale, rôtie vers la base.

Il y a sur chacune des omoplates, une tache rosée lenticulaire douteuse. Température, 40°2.

Le 14 février, l'aspect typhique est très net : la langue est franchement fendillée et rôtie, l'enfant souffre assez vivement du ventre quand on le fait asseoir ; le ventre est météorisé, ce qui empêche d'apprécier exactement la limite inférieure du foie.

Température : 39°8 et 39°2.

Le 15 février, le météorisme abdominal a diminué, mais le ventre reste sensible ; le foie et la rate ont conservé les mêmes dimensions que le 12.

Il y a sur le thorax, symétriquement placées par rapport à la ligne médiane, des taches rosées des plus nettes.

Les signes de bronchite présentent une intensité plus grande encore que les jours précédents ; râles ronflants et sibilants mêlés à de nombreux râles sous-crépitants.

Le 17 février, pas de grandes modifications. Le séro-diagnostic est positif. L'état typhique est très accusé. Les taches pâlissent.

Le 18 février, accélération subite du pouls et du rythme respiratoire ; le pouls est faible. L'examen du ventre est particulièrement intéressant. Le foie, qui a subi une poussée d'augmentation notable, est extrêmement douloureux au palper. La percussion, même légère, révèle une vive douleur dans la zone hépatique, à l'inverse de ce qui existe pour le reste de l'abdomen ; la rate est facilement sentie au palper. Température 38°8 et 38°6.

L'état pulmonaire s'est amélioré considérablement.

Le 19 et 20 février, même état.

Le 21 février, la matité hépatique a considérablement diminué : elle est exactement ce qu'elle était le 12.

Température : 37°6 et 38°.

Le 22 février, amélioration marquée de l'état général. L'enfant demande à manger ; le foie est absolument normal.

Le 25 février, la défervescence continue.

Le 27, tout est à peu près dans l'ordre. La température : 37°4, 37°5.

Le 5 mars, apyrexie complète.

## Observation V (Inédite).

(Service du docteur Moizard).

*Fièvre typhoïde. Congestion hépatique persistant pendant la convalescence.*

M..., âgé de huit ans, entre à l'hôpital des Enfants-Malades, salle Guersant, le 12 novembre 1901.

Cet enfant, a encore son père qui est de bonne santé, mais sa mère est morte de tuberculose, six mois avant qu'il entre à l'hôpital ; jamais l'enfant n'a été malade.

Examen au moment de l'entrée. Depuis six mois l'enfant se plaint de maux de tête et de ventre ; il dort peu, n'a pas de diarrhée.

La langue est sale :

Le foie est abaissé et un peu gros.

Rate non perçue. On ne constate pas de taches rosées sur le ventre.

Quelques râles de bronchite sont entendus dans les deux poumons. L'auscultation du cœur fait percevoir un bruit de galop.

Pas d'albumine dans les urines. La température atteint 38°8.

Le 14 novembre, le séro-diagnostic est positif, la température est à 38°8 le soir.

La fièvre typhoïde présente une évolution très bénigne et très légère.

La défervescence se fait en lysis au bout de quelques jours. Cependant la convalescence ne survient pas franchement : pendant plusieurs mois la température va rester au-dessus de 37° ; il y aura de temps en temps quelques petites ascensions thermiques. On constatera, de plus des troubles persistants, de l'arythmie, de la congestion hépatique accompagnant des symptômes chroniques de toxi-infection gastro-intestinale.

Du 11 au 14 décembre, léger état fébrile, légère élévation thermique, constipation.

Arythmie persistante, légère dépression cardiaque, nécessitant l'emploi d'injections de caféine.

Le 18 décembre, en présence d'un peu d'excitation, on remplace la caféine par la spartéine.

Il y a toujours de l'arythmie ; mais les bruits du cœur sont bien frappés.

Le foie est gros, descendant jusqu'à l'ombilic.

Le 2 janvier 1902 : Arythmie persistante. Le foie est gros, mesurant dix centimètres et demi sur la ligne mamelonnaire.

Langue saburrale, haleine fétide ; on administre 0 gr. 05 de calomel à doses fractionnées ; la température est irrégulière et ne descend pas au-dessous de 37°.

Le 4 janvier : le foie a diminué un peu de volume (9 centimètres et demi sur la ligne mamelonnaire ; du bord supérieur au bord inférieur.)

L'enfant a toujours des irrégularités du pouls, l'haleine mauvaise, et les selles très fétides.

Le 11 janvier, même état. Le foie a de nouveau augmenté de volume (onze centimètres et demi).

Du 12 au 14 janvier, on administre par jour 0 gr. 05 de calomel à doses fractionnées.

Le foie a nettement diminué (neuf centimètres et demi).

Le 16 janvier, toujours de l'arythmie, attribuée à la toxi-infection gastro-intestinale permanente ; toujours la langue sale, et les selles fétides.

Le foie semble augmenté de nouveau (dix centimètres).

Les 17, 18, 19 janvier on administre 0 gr. 05 de calomel.

Le foie diminue énormément et ne mesure plus que huit centimètres et demi.

Le 21 janvier, nouvelle augmentation (dix centimètres et demi). L'arythmie a presque complètement disparu.

Ces changements de volume du foie réalisent manifestement le foie en accordéon.

Ces modifications se prolongent pendant tout le mois de février, dans le courant duquel on administre, pendant toute une semaine, 0 gr. 02 de calomel à doses fractionnées, par jour.

L'enfant sort de l'hôpital le 7 mars.

Il n'y avait plus trace d'arythmie, ni de toxi-infection gastro-intestinale.

Il n'y a plus de poussées de congestion hépatique ; mais le foie, qui est sensiblement abaissé par la déformation rachitique du thorax, reste néanmoins un peu gros ; il y a probablement sclérose et hypertrophie. Il mesure huit centimètres et demi sur la ligne mamelonnaire, chiffre relativement fort pour un enfant de huit ans.

## Observation VI

*Fièvre typhoïde. Lithiase biliaire consécutive.* (Dauriac. *Th.* 1897)

W... Henriette, trente ans, a joui d'une bonne santé durant son enfance ; aucun antécédent lithiasique jusqu'à l'âge de 24 ans, époque où elle contracte une fièvre typhoïde grave, qui dure trois mois. Elle reprend ensuite ses occupations de cuisinière ; mais, au bout *d'une quinzaine de jours*, elle est prise subitement, dans la soirée, de violentes douleurs dans l'hypochondre droit ; vomissements bilieux ; pas d'ictère, ni de décoloration des matières fécales. Un médecin, appelé en toute hâte, porte le diagnostic de colique hépatique. Tout rentre dans l'ordre au bout de cinq à six heures. Un mois plus tard, la malade éprouve de nouveau, dans la région hépatique, des douleurs moins vives qu'au début et accompagnées, pour la première fois, de quelques frissons.

Pas de vomissements, mais diarrhée abondante, le tout persiste de deux à trois jours. Depuis ce moment, jusqu'au mois de juillet dernier, c'est-à-dire pendant six ans, la malade éprouva tous les mois, quelquefois même deux fois par mois, ces mêmes symptômes, dont la durée ne dépassa jamais quarante-huit heures. En juillet dernier, seconde attaque de colique hépatique, analogue à la première, mais suivie de subictère et de décoloration des matières fécales.

Elle rentre à l'hôpital le 1er octobre 1896. A ce moment, la malade souffre d'une série de coliques hépatiques : vomisse ments muqueux et bilieux, ventre météorisé et douloureux, surtout au niveau de la vésicule ; léger subictère des muqueuses : les matières ne sont pas décolorées, les urines ne contiennent pas de pigments ; la température oscille entre 38 et 39 degrés. On porte le diagnostic d'angiocholécystite ; et, pour préciser la nature de l'agent infectieux, on pratique, quelque temps après, l'épreuve du séro diagnostic. Le bacille d'Eberth, en culture de 24 heures, mis en présence du sérum, n'est pas agglutiné, même après un quart d'heure d'attente. Un tube de bouillon de 4 centimètres cubes, auquel on avait ajouté douze gouttes de sérum, fut ensemencé avec du bacille d'Eberth. Trouble uniforme le lendemain et les jours suivants. L'épreuve fut donc absolument négative.

La malade refuse toute opération ; mais la fièvre persiste, les vomissements rendent l'alimentation impossible ; l'amaigrissement est extrême. W..., se décide enfin à passer dans le service de M. le docteur Quénu, où l'opération est pratiquée le surlendemain : incision latérale, mise à nu d'une vésicule petite et rétractée, décollement des adhérences, cholécystectomie, drainage. Suites opératoires excellentes.

La vésicule enlevée contient six calculs durs, noirâtres, du volume d'une noisette ; la bile est séro-purulente ; l'examen extemporané de cette bile révèle la présence de nombreux bacilles, se décolorant par le gram. Ensemencement de la bile sur bouillon et gélose : deux calculs sont mis dans deux tubes de bouillon. Le lendemain cultures éberthiformes assez abondantes sur les divers milieux. Ces cultures sont repiquées en bouillon lactosé, dans du lait, sur gélose à la rubine et sur gélose tournesolée ; *partout réaction du bacille d'Eberth.*

Un des calculs fut scié en son milieu, la surface de section lavée à l'eau bouillie, puis grattée avec une aiguille flambée. Et, dans le godet ainsi formé, on puisa quelques débris pour les ensemencer dans le bouillon. Le bouillon resta stérile.

## Observation VII

(De Longuet. *Thèse*, Paris 1890)

***Vésicule douloureuse. Cholécystectomie. Thiriar. Congrès de chirurgie*, 1888.**

Femme de 30 ans. Dans ses antécédents, on ne trouve qu'une fièvre typhoïde. Elle souffre depuis six ans de violentes douleurs dans l'hypochondre droit, douleurs suivies de vomissements bilieux et de diarrhée abondante.

La première crise remonte au 10 janvier 1881. Le lendemain, ictère prononcé, qui disparaît au bout de quelques jours. A partir de cette époque les douleurs revinrent tous les quinze jours environ, durant deux ou trois jours, et suivies d'ictère persistant quatre ou cinq jours. Tous les médecins diagnostiquèrent colique hépatique.

Dans la nuit du 24 au 25 janvier dernier, crise épouvantable.

Ictère consécutif plus intense. Nouvelle crise aussi violente vers le milieu de juillet.

Examen à l'entrée. Foie douloureux, dépassant la ligne médiane de 10 centimères. La région de la vésicule est très douloureuse à la pression et est même le siège de douleurs sourdes qui empêchent la malade de dormir. Selles régulières. Urines jaune brunâtre.

Opération le 23 juillet 1887, vésicule est très adhérente au foie et surtout au duodénum. Une fois enlevée, on l'examine, elle est petite et renferme peu de bile. Pas de calcul. Parois épaissies.

Pas d'examen bactériologique.

### Observation VIII

(Louis. Recherches sur la fièvre typhoïde, 1841).
(Cassuto, *th*. 1900).

*Fièvre typhoïde. — Parotidite suppurée. — Abcès métastatiques du foie.*

Malade de 21 ans, qui, dans le cours du troisième septénaire de sa fièvre typhoïde, eut un abcès du cou (parotidite suppurée).

Incision. — Convalescence apparente au 22e jour de la maladie. Mais, vers la fin du quatrième septénaire, retour du délire et douleurs dans les flancs ; mort au quarantième jour, dans un état de prostration extrême.

*Autopsie.* — Parotidite suppurée, plaques cicatrisées dans l'iléum, ganglions mésentériques volumineux, un peu ramollis.

Dans le foie, un abcès rempli d'un pus jaunâtre et clair, sans odeur et contenu dans un parenchyme aréolaire ; d'autres tumeurs à contenu également jaunâtre, mais sans pus et entourées d'un parenchyme aréolaire.

« L'apparence de ces tumeurs, ajoute Louis, qu'elles fussent ou non suppurées, ne permettait pas de les confondre avec les tubercules ; elles rappelaient la structure des abcès du foie.

« Aucun symptôme, si ce n'est l'ictère, ne pouvait faire soupçonner, pendant l'existence du malade, une lésion quelconque du foie, bien que celle qui existait fût considérable et déjà probablement ancienne. »

### Observation IX

(Romberg. — *Berl. Klin. Woch.*, 3 mars 1890, p. 102).

*Fièvre typhoïde. — Pyléphlébite purulente. — Abcès du foie multiples.*

Homme de 34 ans, vigoureux, entre à l'hôpital au huitième

jour de sa maladie. Le mode de début de sa maladie, les symptômes constatés à l'entrée du malade à l'hôpital : fièvre, facies vultueux, prostration, météorisme, gargouillement dans la fosse iliaque droite, présence de taches rosées, etc., tout conduit au diagnostic de fièvre typhoïde. La maladie semble même évoluer normalement, quoique présentant le caractère adynamique. La fièvre, en effet, oscille entre 39° 5 et 40°5 et atteint même 41°.

Dans le courant du deuxième septénaire, le malade a deux hémorrhagies intestinales sévères.

Vers le vingt-cinquième jour de la maladie, alors que la défervescence paraissait s'établir, le malade fut pris subitement d'un frisson (température, 40°5). Le lendemain, apparaît un ictère assez intense, qui s'accentue progressivement.

A partir de ce moment-là, la température prit un type anormal, avec de légères rémissions irrégulières, et, de temps en temps, des frissons suivis d'élévation brusque, puis de chute rapide de la température. En même temps, on constatait une augmentation très nette du volume du foie. Cet organe est le siège d'une douleur sourde et très sensible à la pression. Le météorisme abdominal est très développé. On ne constate pas d'ascite. Le malade est dans la prostration. Les symptômes généraux s'aggravent et le malade succombe dans le collapsus, un mois environ après le premier frisson, ayant présenté une température de 41°6.

*Autopsie.* — Nombreuses ulcérations en voie de cicatrisation dans la région iléo-cœcale de l'intestin ; suppuration diffuse du mésentère correspondant ; à ce niveau, les racines de la veine mésentérique inférieure sont pleines de thrombus purulents. Foie très volumineux ; sa surface est ponctuée, surtout vers le lobe gauche de taches jaunes dont les plus grosses sont lenticulaires et qui pénètrent dans la profondeur de l'organe ; en les incisant, on voit qu'il s'agit de petits abcès, ce que confirme d'ailleurs l'examen histologique. Thrombose de la veine porte et de ses ramifications. La plupart des thromboses sont en voie de fonte purulente, et ont une odeur fétide.

Pas d'autre lésion viscérale qu'une pneumonie du lobe inférieur droit.

## Observation X

(James Swain, in *the British Medical Journal*, juillet 1898. Thèse de Cassuto, Paris, 1900.)

*Grand abcès du foie à bacille d'Eberth. — Opération. Guérison.*

C. B..., fillette de 5 ans, eut une dothiénentérie légère suivie de rechute. Le 8 décembre, six semaines environ après le début de la maladie, M. Dacre me pria de voir sa malade en raison de la manifestation d'un *frisson* dont on ne pouvait alors trouver la cause. La malade était considérablement émaciée, mais la respiration était calme et le pouls bien frappé. La température, qui avait été remarquablement variable pendant quelques semaines auparavant, était de 104°5 (Farenheit) au moment de l'examen (40°3).

Un deuxième frisson se produisit le 11 décembre et une semaine plus tard, les cartilages des 7e, 8e, 9e côtes du côté gauche firent fortement saillie à l'extérieur. On l'attribua à l'augmentation de volume du lobe gauche du foie dont le bord inférieur paraissait situé à un pouce au-dessous de l'appendice xiphoïde, dans la région épigastrique. La tumeur, qui était sensible à la pression, fut considérée comme un abcès métastatique commençant.

Une série de frissons se montrèrent les 22, 23 et 30 décembre et le 1er janvier ; chaque frisson était marqué de collapsus et l'état général devenait très grave. Vers la fin de cette période la tumeur épigastrique s'était accrue très rapidement, et, le 1er janvier, le bord saillant du foie augmenté de volume, était senti sur une ligne transversale à égale distance de l'appendice xiphoïde et de l'ombilic; on n'y percevait aucune pulsation, il n'existait pas de fluctuation, et on n'entendait aucun bruit de frottement (*probablement frémissement hydatique*). Le cœur n'était pas déplacé et le lobe droit du foie n'était pas augmenté de volume sur la ligne axillaire. L'enfant se plaignait de douleurs sourdes, mais constantes, au niveau de la tumeur.

*Opération.* — L'amaigrissement général était extrême; mais comme les poumons et les autres organes semblaient libres d'infarctus pyohémique, une opération fut jugée nécessaire et, pour ce, le docteur Shingleton Smith et M. Dacre s'unirent à moi. Le chloroforme fut administré le 8 janvier. Une incision verticale de deux pouces de long fut faite exactement à gauche de la ligne médiane, sur la partie proéminente de la tumeur. En ouvrant le péritoine, on trouva les feuillets pariétal et viscéral très fortement adhérents en bas et en partie à droite de l'incision. On respecta les adhérences. Une aiguille exploratrice fut alors introduite dans la substance du foie et à un demi pouce environ de la surface, elle entra dans une cavité d'où il s'écoula une petite quantité de liquide brunâtre.

Par une suture continue au fil de soie fin, le péritoine pariétal fut suturé à la surface du foie de manière à circonscrire une aire d'un pouce environ de diamètre, ayant l'aiguille exploratrice pour centre. Un dilatateur gouttière fut introduit par l'orifice de l'aiguille exploratrice et, en ouvrant les branches de manière à écarter la substance hépatique, quelques onces d'un liquide fluide et brunâtre s'écoulèrent suivies d'un liquide purulent épais, granuleux et jaunâtre (teinté de bile). Après l'écoulement complet d'environ cinq ou six onces de liquide, la cavité apparut du volume d'une balle de cricket environ. Un tube à drainer en caoutchouc, de 3 pouces 1/2 de long et de 1/3 de pouce de diamètre, fut alors introduit et la plaie fut pansée avec de la charpie boriquée et de la gaze Gaingée.

Après évacuation, la tumeur à l'épigastre était diminuée de moitié et le drain sortait de la paroi abdominale de 2 pouces environ au-dessous de l'appendice xiphoïde.

Le liquide fut ensemencé sur agar au moment de l'opération et on trouva qu'il contenait des bacilles d'Eberth excessivement mobiles. Le premier jour, le liquide, qui s'écoula en quantité considérable par le drain, était de couleur brunâtre mêlé de pus grumeleux et muqueux. Dix jours après environ, il était aqueux, d'un beau jaune ou légèrement coloré par la bile, avec peu de mucus et pas de pus. Trois semaines environ après l'opération, cet état fut interrompu par un jet subit de pus qui dura 3 jours ; mais, vers le 3 février, la plaie était guérie en partie ; il ne restait plus que quelques fils de soie à la paroi abdominale.

La température, aussitôt après l'opération, tomba au-dessous de la normale et l'enfant guérit régulièrement, sans incident. Deux mois environ après l'opération, elle était grasse et bien portante.

*Bactériologie* : l'examen bactériologique du liquide, retiré au moment de l'opération, fut obligeamment fait par le docteur Symes. L'examen direct au microscope montra des bacilles courts à bouts arrondis. Les cultures sur agar et dans des vases plats et peu profonds montrèrent un très petit nombre de colonies de staphylococcus pyogenes aureus et de nombreuses colonies de bacilles courts à bouts arrondis ; ces bacilles s'accrurent en bouillon, troublèrent la partie médiane. Ils étaient excessivement mobiles ; il n'y eut pas de formation d'indol, pas de coagulation du lait, ni formation de gaz dans la gélatine ; mais la réaction de Widal avec le sérum typhique existait très nette. Il ne pouvait plus y avoir de doute ; cet organisme était bien le bacille d'Eberth-Graffky.

Trois jours après l'opération, alors qu'aucune antisepsie n'avait été faite dans la cavité purulente, une seconde culture ne montra plus qu'une seule colonie de bacille typhique.

---

## CONCLUSIONS

I. Les microbes pathogènes, pour envahir l'appareil hépato-biliaire, suivent quatre voies : la voie lymphatique, l'artère hépatique, la veine porte et la voie biliaire.

Dans la fièvre typhoïde, l'infection se propage le plus souvent par la veine porte et le canal cholédoque.

II. Les examens bactériologiques et l'expérimentation ont montré dans le pus d'angiocholécystites suppurées ou d'abcès du foie la présence du bacille d'Eberth pur, ou associé au coli-bacille, au streptocoque et au staphylocoque.

III. L'invasion microbienne agit de diverses façons sur le foie et les voies biliaires.

Le bacille d'Eberth, pur ou associé à d'autres microbes, peut :

*a*) Rester silencieux dans la vésicule, tout en étant virulent, et perdre peu à peu sa virulence ;

*b*) Déterminer des angiocholites et des cholécystites catarrhales, qui pourront être suivies de lithiase post-typhique, ou de sclérose vésiculaire avec phénomènes douloureux ;

*c*) Provoquer des angiocholécystites suppurées ;

*d*) Produire de l'ictère infectieux bénin, quelquefois grave et mortel par insuffisance hépatique ;

*e*) Donner lieu à de la congestion simple du foie ;

*f*) Faire naître des abcès uniques ou multiples.

IV. La lithiase post-typhique est parfaitement admise et démontrée : le bacille d'Eberth joue un rôle prépondérant dans la formation des calculs.

V. Certaines cholécystites ont été attribuées au bacille d'Eberth sans que, dans les antécédents des malades, on ait relevé l'existence d'une dothiénentérie.

VI. L'infection biliaire se produit dans un quelconque des septénaires de la fièvre typhoïde et évolue sous une forme aiguë, mais elle peut aussi survivre à la maladie générale et apparaître des mois après sa guérison.

*a*) Les angiocholécystites catarrhales offrent une symptomatologie bien minime : aussi passent-elles souvent inaperçues.

*b*) Les angiocholécystites suppurées ont quelques signes plus nets : (début brusque, évolution par crises, douleur intense, tumeur vésiculaire, fièvre, etc.), mais il est possible qu'elles soient cachées par les phénomènes généraux de la typhoïde et qu'elles évoluent sournoisement.

Elles ont été souvent des surprises d'autopsie.

*c*) La congestion hépatique apparaît quelquefois dès les premiers jours de la dothiénentérie ; elle peut se prolonger jusque pendant la convalescence, avec des alternatives d'augmentation et de diminution du foie, variant du jour au lendemain.

*d*) L'ictère peut se montrer avant même la manifestation classique de l'infection éberthienne qui se produit après (observation de Mossé), pendant l'évolution de la maladie, ou pendant une rechute. Ce symptôme est assez rare.

Quelquefois il est en tête de tous les symptômes pathologiques, occupant le premier rang dans le cadre de l'affection. Cette forme a été étudiée par Landouzy et Mathieu, qui ont créé le mot de typhus hépatique.

*e*) Les abcès du foie se manifestent presque toujours brusquement vers le quatrième ou cinquième septénaire de la dothiénentérie, au moment où la défervescence semble vouloir se faire.

La température s'élève subitement en même temps qu'apparait un frisson violent, puis la douleur et les autres symptômes de l'hépatite suppurée se montrent.

VII. Le diagnostic offre quelquefois des difficultés insurmontables. Aussi le clinicien soigneux devra-t-il surveiller attentivement chaque jour le malade atteint de fièvre typhoïde. Le danger est au foie comme au cœur.

VIII. Le pronostic sera toujours réservé. Dans les cas d'inflammation suppurative les malades meurent souvent, emportés par une complication ou épuisés par les progrès de la fièvre hectique.

L'examen des urines sera de la plus haute importance.

La recherche de l'urobiline, de l'urée, du sucre, de l'albumine donneront des renseignements précieux sur l'insuffisance hépatique et rénale.

IX. Le traitement prophylactique s'obtiendra, par l'antisepsie intestinale, le régime lacté, l'hygiène du typhique.

L'intervention chirurgicale trouvera ses indications dans les cas de cholécystite suppurée et d'abcès unique du foie, si l'état du malade le permet.

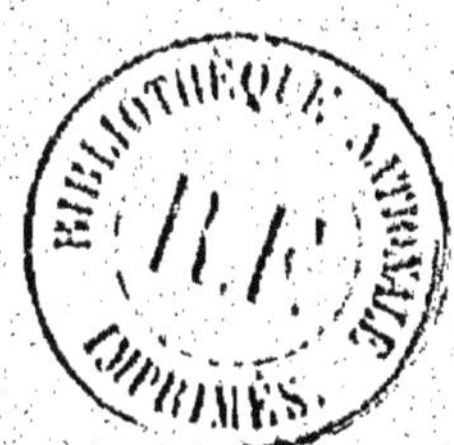

## BIBLIOGRAPHIE


Achard. — Infection du foie compliquant l'appendicite. Pathogénie des abcès aréolaires. Soc. méd. des hôp., 1894.

Achatine. — Société de biologie. Juin 1890.

Amyot. — Some histological changes in the liver in typhoïd fever. Canad. Pract. Toronto. 1895.

Barbe. — Perforation de la vésicule biliaire dans le cours de la fièvre typhoïde. France médic. Paris, 1884.

Bastianelli. — Bull. della R. Acad. di Roma. 17e année, fasc. 6.

Bernheim. — Fièvre typhoïde ataxique : hépatisation ultime du lobe inférieur gauche. Rev. méd. de l'Est. Nancy 1885.

Cadéac. — De la cholécystite suppurée. Th. de Paris, 1891.

Cassaet. — Du fonctionnement de la cellule hépatique dans l'infection du tube digestif. Soc. de Biologie, 11 mars 1893.

Cassuto. — Abcès du foie d'origine typhique. *Thèse*, Paris, 1900.

Chantemesse. — Semaine médicale, 1889, p. 421.

Charrin et Roger. — Société de biologie, 21 février 1891.

— Notes sur l'action antiseptique de la bile. Soc. de biologie, 7 août 1886.

Chauffard. — Etudes sur les abcès aréolaires du foie. Archives de physiologie, 15e fas., 1883.

— Traité de médecine. T. V. 2e édition.

— Des ictères infectieux bénins. Sem. méd., 24 juillet 1889.

Chéron. — Le foie dans la fièvre typhoïde. Bull. méd. Paris 1892.

Chiari. — Mercredi médical. Paris, 1893, p. 309.

COURTEL. — Thèse de Paris, 1890.
CRESPIN. — Déterminations hépatiques de la fièvre typhoïde. Gaz. des hôpitaux. Paris. 1897.
DAURIAC. — Des infections biliaires dans la fièvre typhoïde. Thèse, Paris, 1897.
DÉHU. — Etudes sur le rôle du bacille d'Eberth dans les complications de la typhoïde. Paris, 1892-1893, t. VII.
DESCHAMPS. — De la péritonite périhépatique enkystée. Th., Paris, 1886.
DOMINICI. — Des angiocholites et cholécystites suppurées. Th., Paris, 1894.
DREYFUS-BRISSAC. — Du foie dans la fièvre typhoïde. Gaz. hebd. de Méd., Paris, 1891.
DUPRÉ. — Des infections biliaires. Th., Paris, 1891.
FRERICHS. — Traité des maladies du foie.
FAURAYTIER. — Bulletin de la société anatomique, 1841.
FOURNIER. — Thèse, Paris, 1896.
GASTOU. — Foie infectieux. Th., Paris, 1891.
GERVAIS. — Thèse, Paris, 1888.
GILBERT et GIRODE. — Soc. de biologie, 21 mars 1891.
— Contribution à l'étude bactériologique des voies biliaires. Soc. de Biologie, 27 décembre 1890.
GILBERT et DOMINICI. — Soc. de biologie, 1893.
GRIESINGER. — Maladies infectieuses.
GUBLER. — Soc. anat., 1848. Cholécystite purulente typhoïde.
HANOT. — Sem. médicale, 27 février 1895.
— Sem. médicale, 5 août 1893.
HAYEM. — Revue des sciences médicales, t. IV, p. 108.
HAGENMÜLLER. — Thèse, Paris, 1876.
JACCOUD. — Bulletin médical, Paris, 1891.
KELSCH et KIENER. — Traité des maladies des pays chauds.
LANDOUZY. — Typhus hépatique. Gaz. des hôpitaux, 1883.
LEGRY. — Contrib. à l'étude du foie dans la fièvre typhoïde. Th., Paris, 1890.
LÉTIENNE. — De la bile à l'état pathologique. Th., Paris, 1891.
LETULLE. — France médicale, 1890.
LEUDET. — Bulletin de la Société anatomique, 1852.

LOUIS. — Recherches sur la fièvre typhoïde, 1841.
LONGUET. — Traitement chirurgical de l'angiocholécystite non calculeuse. Th., Paris, 1896.
MATHIEU. — Gazette des hôpitaux, 1883.
MURCHISON. — La fièvre typhoïde. Trad. Lieutaud. Paris, 1878.
MONNERET. — Path. int. T. III.
OSLER. — Hépatics complications of typhoïd fever. Transact. of the Assoc. of Amer. physiol., 1896.
ROGER. — De la fièv. typ. à forme hépatique. Presse méd., Paris, 1900.
ROMBERG. — Beobachtungen über Leberabscesse beim typhus abdominalis. Berl. klin. Wchnschr, 1890.
SABOURIN. — Revue de médecine, 1882, p. 600.
SWAIN. — British medical journal, 1898.
SCHWARTZ. — Chirurgie du foie. Paris, 1901.
TERRIER. — Traitement chirurgical de l'angiocholite et de la cholécystite infectieuses. Rev. de chirurgie. Déc. 1899.
ZUBER et LEREBOULLET. — Cholécystite calculeuse, perforation, péritonite locale toxique à pus fétide, présence des aérobies dans le pus. Soc. anatomique, 1898.



IMPRIMERIE F. DEVERDUN, BUZANÇAIS (INDRE).

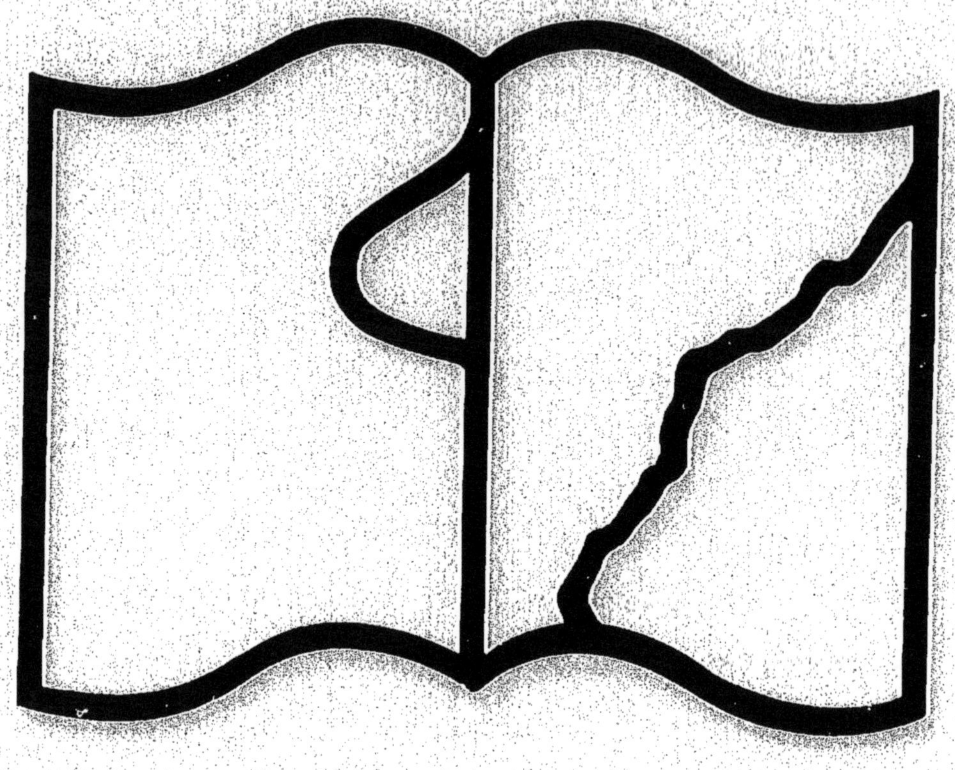

Texte détérioré — reliure défectueuse

**NF Z 43**-120-11

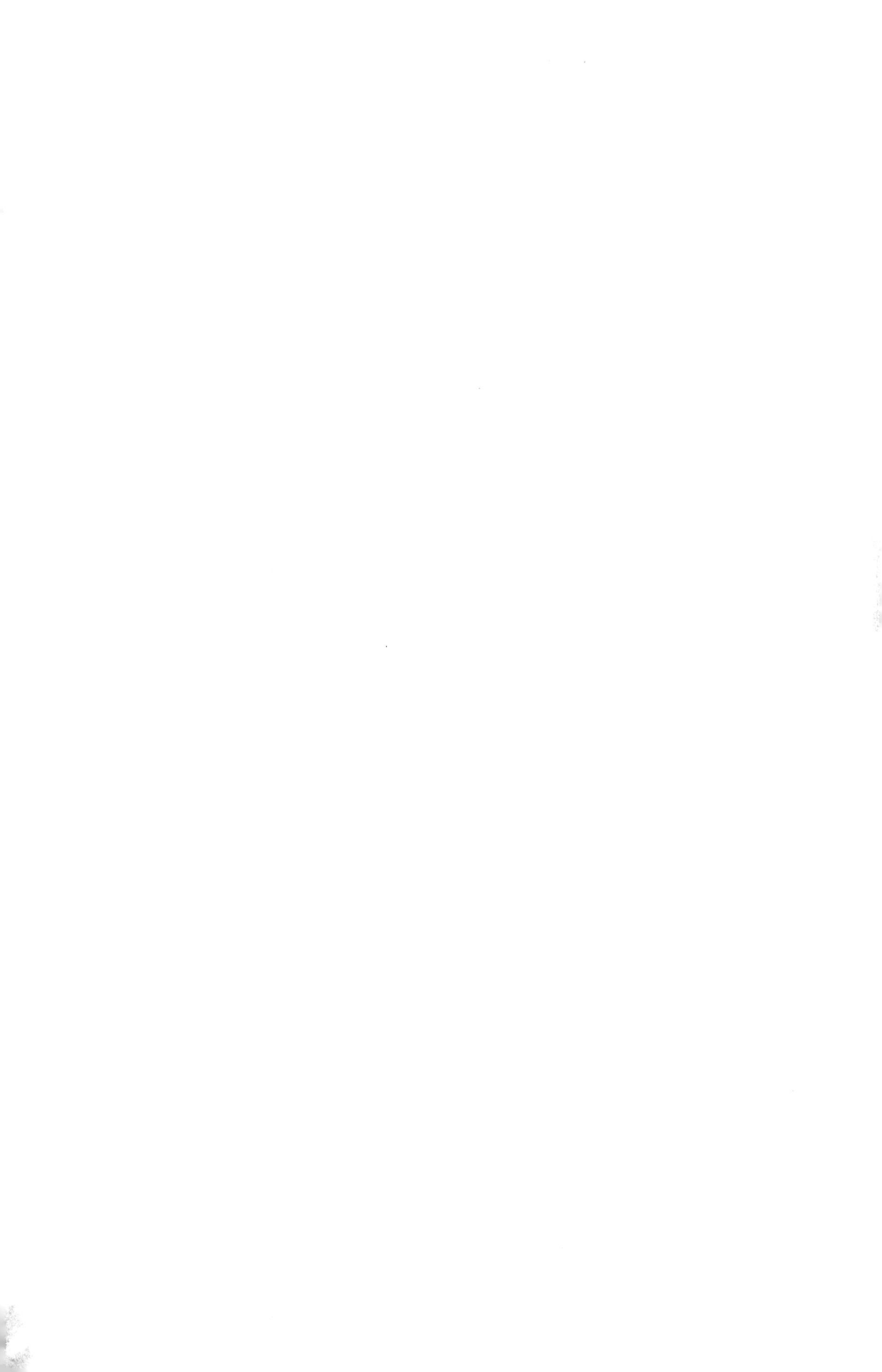

www.ingramcontent.com/pod-product-compliance
Ingram Content Group UK Ltd.
Pitfield, Milton Keynes, MK11 3LW, UK
UKHW020205200726
13856UKWH00003B/1211